Chitta Ranjan Sahu

Toxicidade do piroxicam e efeitos hepatoprotectores do hibisco

Chitta Ranjan Sahu

Toxicidade do piroxicam e efeitos hepatoprotectores do hibisco

ScienciaScripts

Imprint
Any brand names and product names mentioned in this book are subject to trademark, brand or patent protection and are trademarks or registered trademarks of their respective holders. The use of brand names, product names, common names, trade names, product descriptions etc. even without a particular marking in this work is in no way to be construed to mean that such names may be regarded as unrestricted in respect of trademark and brand protection legislation and could thus be used by anyone.

Cover image: www.ingimage.com

This book is a translation from the original published under ISBN 978-620-2-31045-1.

Publisher:
Sciencia Scripts
is a trademark of
Dodo Books Indian Ocean Ltd. and OmniScriptum S.R.L publishing group

120 High Road, East Finchley, London, N2 9ED, United Kingdom
Str. Armeneasca 28/1, office 1, Chisinau MD-2012, Republic of Moldova, Europe
Printed at: see last page
ISBN: 978-620-8-34045-2

Conteúdo

Capítulo 1

(Um grande órgão vital)

Se o fígado fosse saudável, a pessoa era saudável. Foi nesta altura que surgiu a palavra "fígado", em 1300, logo após o tempo de Marco Polo. Chamavam-lhe fígado porque nos ajuda a viver. Para eles, era o órgão mais importante. Leonardo conhecia a cirrose e o tecido cicatricial quando dissecava os cadáveres de bêbados. Também viu muitas pessoas doentes recuperarem e descobriu que a força do fígado - a força para viver - era a chave. Queres ter força no fígado? Quer ter força para viver? Sabia que pode eliminar a cirrose?

Uma breve panorâmica

O fígado - um órgão volumoso ou pode ser designado como a maior glândula exócrina localizada no hipocôndrio direito e parte do hipocôndrio esquerdo do abdómen e sob as costelas do lado direito do corpo humano (Fig. 1). Trata-se de um órgão vital e insubstituível, sem o qual as principais funções do corpo humano são inúteis. Para além da secreção de bílis, tem de desempenhar muitas funções de filtragem de toxinas, distribuição de nutrientes e produção de enzimas digestivas. O processamento de material nocivo em ureia é uma função adicional a ser atribuída para tornar este órgão vital para todo o corpo. Mais cedo ou mais tarde, as lesões do órgão acompanham as doenças que acabam por afetar totalmente a saúde.

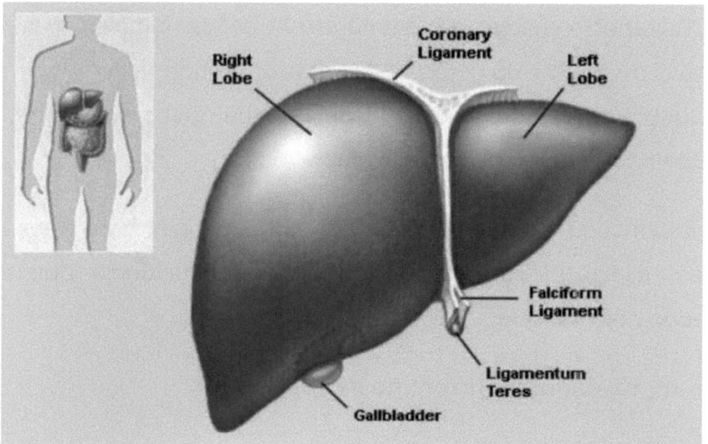

Fig. 1. Imagem do fígado humano Fonte da imagem: 2009 WebMD, LLC.

O fígado é constituído por dois lobos, direito e esquerdo. O lobo direito é maior do que o esquerdo e ambos estão ligados pelo ligamento falciforme. (Inset) mostrando a posição anatómica do fígado no ser humano.

Principais funções do fígado

O fígado reúne e redistribui os nutrientes através da corrente sanguínea no corpo e nos músculos. O fígado desempenha um papel vital na manutenção do equilíbrio metabólico do organismo, convertendo o amoníaco em ureia.

Por outro lado, o tabaco, o álcool ou as partículas finas consideradas substâncias nocivas devem ser processadas pelo fígado e eliminadas do organismo através da excreção pelos rins, ou pela transpiração [1] ou ainda através da função digestiva originada por milhares de milhões de células hepáticas que segregam a bílis.

Para além de produzir bílis, o fígado tem outras funções:

- Armazenamento de algumas vitaminas e ferro

- Converter o açúcar armazenado em açúcar funcional assim que o nível de açúcar do corpo desce abaixo do normal
- Quebra da hemoglobina, da insulina e de outras hormonas.
- Destruição de glóbulos vermelhos velhos.

Ao mesmo tempo que gera anticorpos que combatem as infecções sanguíneas, o fígado controla e normaliza a excelência dos nutrientes transportados pelo sangue.

Ainda assim, os danos ocorrem de várias formas

A ação reguladora e depurativa do fígado é limitada por muitos factores externos. Quando uma parte do fígado é danificada, o próprio fígado tem capacidade de regulação através da regeneração das células, mas a introdução de materiais prejudiciais interrompeu as actividades vitais do fígado. Embora o fígado desempenhe uma variedade de funções importantes, é tremendamente suscetível a uma série de insultos microbianos, tóxicos, metabólicos e circulatórios.

O fígado torna-se gordo quando há um aumento da dieta pobre, tanto em qualidade como em quantidade, e quando a ingestão de mais hidratos de carbono torna o fígado rico em hidratos de carbono. O fígado não consegue redistribuir os materiais alimentares, a não ser que haja atividade física. O excesso de peso também conta como um fator para a função hepática devido à sua baixa perfusão de células e depósito de substâncias nocivas.

O consumo de álcool ou de tabaco provoca um colapso no funcionamento do fígado; de facto, as toxinas segregadas por estas substâncias são muito difíceis de eliminar. O consumo excessivo de álcool leva ao declínio do processo de regeneração.

Consequências do fígado danificado

Embora se saiba que o fígado tem a propriedade de se regenerar, uma lesão persistente do fígado pode causar uma ferida irreparável que não permite a sua regeneração. A doença hepática assim provocada pode não apresentar qualquer sintoma, mas a elevação das enzimas hepáticas é um facto observável. As lesões persistentes podem ser o resultado de vários factores, como uma infeção viral ou o aumento dos depósitos de gordura nas células do fígado. A cirrose hepática, resultante da ingestão de álcool em excesso, também não pode ser ignorada. A ingestão de alimentos ricos em amido ou a absorção de gorduras demasiado más pelas células são também factores a acrescentar à lista das causas da cirrose

Doenças frequentemente identificadas que afectam o fígado

1. O inchaço do fígado devido à ingestão de álcool é uma doença conhecida como **hepatite alcoólica.**
2. Um grupo de vírus que exercem atração sobre o fígado é responsável pela formação da doença denominada **hepatite viral**. "Hepatite" significa, de facto, inflamação do fígado. As toxinas, certos medicamentos, algumas doenças, o consumo excessivo de álcool e as infecções bacterianas e virais podem causar hepatite.

   Os tipos mais comuns são a hepatite A, a hepatite B e a hepatite C. As hepatites A, B e C são doenças causadas por três vírus diferentes, com modos de transmissão diferentes e com efeitos diferentes no fígado. A hepatite A surge apenas como uma infeção aguda ou recente e não se torna crónica. Sem tratamento, a hepatite A recupera normalmente. A hepatite B e a hepatite C também podem começar como infecções agudas, mas em alguns casos podem ser crónicas e causar problemas de fígado a longo prazo.

   A hepatite C é uma doença hepática transmissível que varia de uma doença ligeira a uma doença grave que ataca o fígado ao longo da vida. O vírus da hepatite C (VHC) transmite-se através do contacto com o sangue de uma pessoa infetada. A doença pode ser "aguda" ou "crónica".

A infeção aguda pelo vírus da hepatite C é uma doença de curta duração que ocorre nos primeiros 6 meses em que uma pessoa está exposta ao vírus da hepatite C. Na maioria dos casos, a infeção aguda conduz a uma infeção crónica.

Por outro lado, **a infeção crónica pelo vírus da hepatite C** é uma doença de longa duração que ocorre quando o vírus da hepatite C permanece no organismo. A infeção pelo vírus da hepatite C pode durar toda a vida e provocar problemas hepáticos graves, incluindo cirrose (cicatrização do fígado) ou cancro do fígado.

As fontes dos diferentes tipos de vírus que causam estas doenças virais são diversas. Enquanto a ingestão de alimentos infectados com o vírus causa as hepatites A e E, os fluidos corporais e o contacto sexual inseguro são as principais causas das hepatites B, C e D.

3. Por vezes, a inflamação crónica do fígado ocorre quando o sistema imunitário do corpo ataca as células do fígado, causando **hepatite autoimune**. Basicamente, o sistema imunitário do corpo ataca vírus, bactérias e outros agentes patogénicos, mas em vez de atacar estes organismos, ataca o fígado, causando danos nas células hepáticas. Embora a causa exacta deste tipo de ataque não seja clara, acredita-se que tanto os factores genéticos como os ambientais podem ter algum impacto no desencadear da doença. Mais especificamente, a interação dos genes que controlam as funções do sistema imunitário e a exposição a determinados vírus ou medicamentos são o fator causal da hepatite

autoimune. Se a hepatite autoimune não for tratada, pode ter tendência a progredir para cirrose e, mais cedo ou mais tarde, para insuficiência hepática. A utilização de medicamentos que suprimem o sistema imunitário apenas pode controlar a doença.

A hepatite autoimune é de dois tipos:

A. **A hepatite autoimune de tipo 1** é o tipo de doença mais comum que pode ocorrer em qualquer idade. E deve ser acompanhada por pessoas que sofrem de outras doenças auto-imunes, como a artrite reumatoide ou a doença celíaca.
B. **A hepatite autoimune de tipo 2** é mais frequente nas crianças e nos jovens, embora os adultos também possam desenvolver esta doença. Tal como a hepatite autoimune de tipo 1, as doenças auto-imunes de tipo 2 podem também acompanhar outras doenças auto-imunes.

4. O consumo excessivo de álcool, embora seja um termo convencional utilizado para o **fígado gordo**, é atualmente considerado como uma variante não alcoólica e está associado a uma perturbação metabólica que consiste em diabetes, hipertensão, hiperlipidemia e obesidade. O metabolismo defeituoso das gorduras é uma das razões que contribuem para tornar o fígado gordo. Atualmente, este tipo de doença é mais prevalente nos países em desenvolvimento e é necessário ter cuidado para controlar a doença.
5. A infeção acima mencionada, como a infeção viral da hepatite B e C ou o consumo excessivo de álcool, faz com que o fígado fique sob a forma de **cirrose**. Uma doença das vias biliares ou mesmo um excesso de ferro são também factores causais da cirrose hepática. Uma vez que o fígado não é capaz de reparar esta cicatriz, avança gradualmente para a fase final devido ao facto de não funcionar como um fígado normal.

6. Muitos outros factores - alcoolismo crónico, infecções virais, cirrose hepática, incluindo certos contaminantes alimentares - são responsáveis pelo **cancro do fígado**. Os factores genéticos também estão incluídos como um fator para esta doença.
7. A lesão hepática também pode ocorrer através de um gene anormal herdado de um ou de ambos os progenitores. **As doenças hepáticas genéticas** são a hemocromatose, a hiperoxalúria e a oxalose e a doença de Wilson.
8. A causa mais importante da doença hepática é a aceitação de vários medicamentos e a exposição a substâncias químicas prejudiciais que resultam em **lesões induzidas por medicamentos**. Uma vez que o fígado é considerado um órgão de desintoxicação do corpo, devemos ser mais cautelosos quanto à ingestão de medicamentos e à exposição a produtos químicos, uma vez que alguns dos medicamentos estão facilmente disponíveis sem receita médica. O efeito resultante é a insuficiência hepática. Por conseguinte, não é sensato tomar medicamentos espontaneamente, mas sim tomar a decisão de um médico. Deve-se ter o cuidado de fazer um diagnóstico correto do sintoma antes de tomar o medicamento.

A maior probabilidade de sofrer danos no fígado deve-se ao processamento lento de certos medicamentos adquiridos sem receita médica. O fígado ajuda o organismo a decompor os medicamentos em componentes que são intoleráveis para o fígado. Naturalmente, a dose do medicamento é um fator importante. Com pequenas doses, alguns medicamentos causam hepatite, mesmo que a decomposição hepática seja bastante normal. Um fígado normal pode, por vezes, ficar danificado com uma dose elevada de medicamentos.

A hepatite induzida por medicamentos é produzida por muitos medicamentos diferentes. A maior parte dos medicamentos, como os analgésicos e os redutores da febre que contêm acetaminofeno, causam lesões hepáticas quando tomados em doses superiores às previstas. Os anti-inflamatórios não esteróides (AINE), como o ibuprofeno, o diclofenac e o naproxeno, também podem ter alguns efeitos na produção de hepatite induzida por medicamentos. Alguns outros fármacos também são responsáveis por lesões hepáticas que são apresentadas no quadro seguinte.

Tabela - I: Tipos de medicamentos diferentes e sua ação

Name of the drug	**Nature/ type, used for**
Amiodarone	potent antiarrhythmic agent, used to suppress abnormal rhythms of the heart
Chlorpromazine	a synthetic drug used as a tranquilizer, sedative, and antiemetic. It is a phenothiazine derivative.

Erythromycin	an antibiotic used in the treatment of infections caused by Gram-positive bacteria
Halothane	halogenated, hydrocarbon anesthetic (a type of anesthesia)
Tetracyclines	an antibiotic used to treat bacterial infections
Amoxicillin-clavulanate	an oral antibiotic widely used in the treatment of mild-to-moderate bacterial infections
Methyldopa Isoniazid	a medication used for high blood pressure an antibiotic used for the treatment of tuberculosis
Methotrexate	used to treat certain types of cancer of the breast, skin, head and neck, or lung.
Statins	effective at helping to reduce cholesterol levels and to help reduce the risk of heart problems
Anabolic steroids	asanabolic–androgenic steroids (AAS), are steroidal androgens that include natural androgens like testosterone
Sulfa drugs	one of the sulfonamides, the sulfa-related antibiotics which are used to treat bacterial and some fungal infections.
Birth control pills	medicine with hormones that prevent pregnancy

Some anti-seizure medicines	to treat epilepsy often are used to control nerve pain

Ultra-estrutura do fígado:

Ao microscópio ótico, as secções do fígado apresentam algumas caraterísticas interessantes, como a cobertura por uma fina camada de tecido conjuntivo denominada "cápsula de Glison", que também cobre os vasos sanguíneos que entram no fígado e se expande como um septo por todo o fígado, suportando assim os diferentes vasos sanguíneos, vasos linfáticos e canais biliares que passam através dele. Além disso, o tecido conjuntivo divide o parênquima do fígado em numerosos lóbulos (Fig. 2).

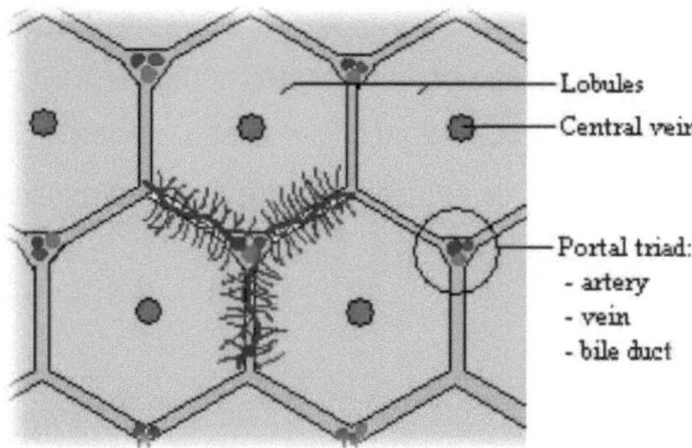

Fig. 2-Lóbulos **hepáticos** com disposição hexagonal
Fonte da imagem: vet.uga.edu

Os lóbulos hepáticos são o componente estrutural do fígado. A sua estrutura é aproximadamente hexagonal e contém a veia central no seu centro. As células do cordão hepático irradiam para fora da veia central como raios numa roda. De facto, o bloco de construção do fígado são os hepatócitos que estão dispostos em cordões. Os hepatócitos têm uma forma redonda e contêm um núcleo (embora o núcleo duplo seja aparente) e uma profusão de organelos celulares associados a funções metabólicas e secretoras. Basicamente, o metabolismo, o armazenamento, a digestão e a produção de bílis são as principais funções do fígado desempenhadas pelos hepatócitos. Os organelos incluem o retículo endoplasmático (liso e rugoso) e o aparelho de Golgi para funções secretoras. Também existe um elevado número de mitocôndrias para fornecer energia para suportar as muitas funções metabólicas do fígado.

O espaço entre os cordões é constituído pelos sinusóides (Fig. 3), onde o hepatócito entra em contacto com o sangue. Os sinusóides são canais vasculares distensíveis revestidos por células endoteliais e povoados por células de Kupffer. As células de Kupffer são um tipo de macrófagos que capturam e ajudam a decompor os glóbulos vermelhos velhos e danificados que passam pelos sinusóides. Entre o endotélio e os hepatócitos existe um espaço conhecido como Espaço de Disse que recolhe a linfa para ser libertada para os capilares linfáticos. O espaço de Disse contém fibras reticulares, microvilosidades das células do cordão hepático e células estreladas.

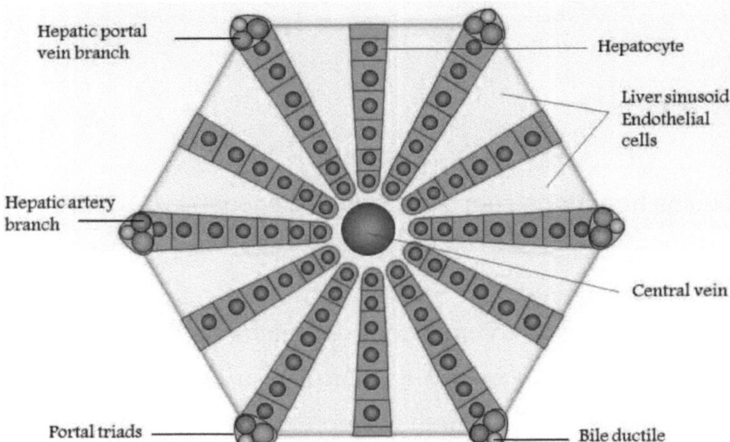

Fig. 3 : Disposição de um **lóbulo hepático** típico mostrando o hepatócito, a veia central e a tríade portal contendo a artéria hepática e a veia porta numa secção do fígado *Fonte :* motifolio.com

Enquanto unidades repetidas de lóbulos hepáticos formam o parênquima hepático, são os hepatócitos que cobrem 85 - 90% e o epitélio sinusoidal cobre apenas 10 -15% do parênquima hepático. Um lóbulo tem a forma de tríades portais, contendo um ducto biliar e um ramo terminal da artéria hepática e da veia porta no seu canto (Fig.3).

O ducto biliar comum, que conduz a bílis para o duodeno, é contínuo com o ducto hepático. Naturalmente, na maioria das espécies, a bílis é desviada através do ducto cístico para a vesícula biliar. Os canalículos biliares ligam um hepatócito a outro hepatócito.

Capacidade de regeneração do fígado

Uma vez que o fígado tem um valor tremendo e considerando a sua enorme função, pode renovar-se extremamente rápido se houver uma hipótese de combate. Esta capacidade é observada em todos os grupos de animais vertebrados, desde os peixes até aos mamíferos. É o único órgão visceral que possui essa propriedade de renovação.

Uma das propriedades notáveis do fígado é o facto de poder apresentar uma regeneração completa, mesmo que apenas reste 25% do tecido, e simultaneamente poder atingir o seu tamanho máximo sem qualquer perda de função durante o período de regeneração. Foi testado que, quando dois terços do fígado são removidos de ratinhos, o tecido hepático lesionado pode recuperar as partes perdidas no prazo de 5 a 7 dias. No entanto, o processo de regeneração leva um pouco mais de tempo no caso dos humanos, mas, surpreendentemente, pode recuperar no prazo de 8 a 15 dias. Em poucas semanas, o novo tecido hepático é reestruturado e torna-se um tecido idêntico ao original [2].

Uma série de compostos ajudou o processo de regeneração, incluindo o fator de crescimento e as citocinas. Para citar alguns compostos mais importantes, como o fator de crescimento epidérmico (EGF), o fator de crescimento transformador alfa (TGF-α) e o fator de crescimento de hepatócitos (HGF) estão associados aos processos. A interleucina-6, a norepinefrina e a insulina são também alguns dos que estão associados.

Objetivo:

É o poder do organismo que processa, quer alterando quimicamente, quer através da atividade metabólica, um composto ou fármacos para os poder utilizar ou para os eliminar. Assim, os medicamentos e o fígado têm um efeito mútuo de várias formas:

- A forma como um medicamento é metabolizado é alterada pela perturbação do fígado
- O fígado pode ser afetado por certos medicamentos
- A composição genética de uma pessoa, os alimentos ingeridos ou o uso de outras drogas podem afetar a forma como o fígado metaboliza as drogas

É o metabolismo do fígado que determina a rapidez com que um medicamento é metabolizado através dele. Pode decompor-se em compostos mais simples e ser excretado antes de o medicamento poder exercer toda a sua ação. Mas se o metabolismo do fármaco for mais lento, é muito provável que tenha um efeito secundário.

A questão pertinente é agora a seguinte: quais são as drogas que causam lesões no fígado? Como é que os medicamentos causam esse efeito? E quais são os mecanismos da toxicidade hepática induzida pelos medicamentos?

Capítulo 2

(Doença hepática induzida por medicamentos)

O fígado é suscetível a agentes genotóxicos, como os medicamentos, quando ingeridos em doses excessivas. Mesmo que os medicamentos sejam introduzidos dentro dos limites terapêuticos, podem causar lesões no órgão, induzindo assim hepatotoxicidade.

Ideia geral

Doença hepática induzida por medicamentos

As doenças hepáticas induzidas por medicamentos são doenças causadas por vários factores:

i) Medicamentos prescritos pelos médicos
ii) Medicamentos disponíveis sem receita médica
iii) Utilização de vitaminas em excesso
iv) Muitas ervas aromáticas
v) Hormonas
vi) Drogas proibidas e
vii) Toxina ambiental

Considera-se que os medicamentos são uma causa significativa de lesão hepática. Atualmente, mais de 900 medicamentos, toxinas e a maioria das ervas são considerados tóxicos para o fígado e cerca de 20-40% dos casos de insuficiência hepática devem-se aos medicamentos. Vários factores, como os factores genéticos, ambientais e mesmo pessoais, contribuem para o desenvolvimento de lesões hepáticas causadas por medicamentos. Além disso, os doentes tomam frequentemente medicamentos em excesso em relação às suas necessidades, o que pode provocar um efeito coletivo que leva ao desenvolvimento de uma lesão hepática. O médico deve estar atento à identificação da lesão hepática causada por um medicamento, uma vez que a deteção precoce da lesão pode reduzir a severidade da toxicidade hepática desenvolvida e os medicamentos serão descontinuados. As expressões da hepatotoxicidade causada por um medicamento são muito variáveis, indo desde a elevação das enzimas hepáticas sem qualquer sintoma até um caso de morte do fígado.

Reacções a medicamentos

As reacções adversas aos medicamentos são frequentes. Estas reacções variam desde um ligeiro efeito secundário tolerável até reacções graves e fatais. Estas reacções podem ser descritas como i) *efeitos secundários* ii) *reacções tóxicas* iii) *reacções alérgicas* e *iv) idiossincrasia*.

Efeitos secundários - Produzem um efeito supérfluo. Por exemplo, quando a pseudoefedrina (um medicamento descongestionante) provoca insónias ou a prednisona provoca um aumento de peso.

Reacções tóxicas - ocorrem quando os medicamentos são tomados em sobredosagem ou em caso de aumento da sensibilidade à dose habitual, por exemplo, a teofilina, quando provoca vómitos ou convulsões.

Tanto os efeitos secundários como as reacções tóxicas podem ocorrer em qualquer indivíduo.

Reacções alérgicas **-** podem ocorrer em indivíduos propensos. As reacções alérgicas estão relacionadas com o efeito tóxico direto de um medicamento num corpo ou sistema de órgãos, como acontece na picada de abelha. Este tipo de reação alérgica não depende da dose do medicamento. São reacções inesperadas que não são causadas pela ação normal do medicamento. Esta reação deve-se principalmente à estimulação do sistema imunitário pelo medicamento. O sistema imunitário pode reagir de várias formas, sendo a mais comum a proliferação de linfócitos. Os anticorpos também podem causar reacções quando se combinam com o medicamento. Um bom exemplo é a urticária.

Reacções idiossincráticas (IDR) - Este não é um tipo comum de reação adversa a medicamentos e é imprevisível. Na maioria dos doentes não ocorre, mas pode constituir um risco de vida quando ocorre. Por vezes, é designada como independente da dose, embora nada seja independente, ou seja, a incidência clínica pode não variar dentro de um intervalo estreito de doses. Não tem qualquer meio imunitário. Um exemplo de uma reação idiossincrática é a sensibilidade à aspirina que provoca um ataque de asma. Outros exemplos de IDR são a agranulocitose induzida pela clozapina (desaparecimento súbito de um tipo essencial de glóbulos brancos, tornando o doente suscetível a infecções), a insuficiência hepática induzida pela troglitazona, que conduz frequentemente à morte ou a um transplante de fígado, e a necrólise epidérmica tóxica induzida pela sulfonamida (uma erupção cutânea muito grave, semelhante a uma queimadura térmica e tratada numa unidade de queimados). Isto só pode ocorrer em indivíduos susceptíveis.

Estatísticas vitais

As pessoas que herdaram genes específicos que controlam a transformação química desse fármaco específico, provocando o aumento do fármaco ou a produção de metabolitos, são prejudiciais para o fígado. As toxicidades idiossincráticas hereditárias são geralmente raras. Dependendo do fármaco, ocorrem tipicamente em menos de 1 a 10 por 100 000 doentes que estão a tomar esse fármaco. Nalguns medicamentos, a incidência de toxicidade é muito mais elevada. Embora o risco de desenvolver doença hepática idiossincrática induzida por medicamentos seja baixo, a doença hepática idiossincrática é a forma mais comum de doença hepática induzida por medicamentos, uma vez que dezenas de milhões de doentes estão a utilizar medicamentos. Naturalmente, muitos deles utilizam vários medicamentos.

A toxicidade dos medicamentos está frequentemente relacionada com a duração do medicamento utilizado e com a dose. Em alguns casos, é quase impossível determinar entre uma reação alérgica e uma reação tóxica; por exemplo, as náuseas e os vómitos podem ser um sintoma de ambas.

Na maioria dos casos, a reação alérgica a um medicamento significa que o medicamento ***não deve*** ser tomado novamente (embora, em alguns casos, possa ser dessensibilizado para um determinado medicamento, se for absolutamente necessário). Os efeitos tóxicos dos medicamentos podem normalmente ser geridos através da descontinuação do medicamento errado OU da diminuição da dosagem.

Risco de drogas e factores

Regra geral, o risco de doença hepática causada por um medicamento está relacionado com a classe do medicamento utilizado, a idade do utilizador em causa, o sexo e a quantidade de medicamento consumido. Concomitantemente, devem também ser tidos em consideração factores como a diabetes mellitus, o consumo excessivo de álcool e a utilização de outros medicamentos

É igualmente importante saber que quanto maior for a dose do medicamento, maior é o risco de lesão hepática, especialmente no caso dos medicamentos que requerem um metabolismo hepático alargado [3]

Tal como referido, o aumento da idade é um fator de doença hepática induzida por medicamentos, embora as crianças também não estejam fora de perigo e tenham um maior risco de lesões, especialmente com medicamentos antibióticos. As mulheres são mais susceptíveis aos antibióticos que produzem uma expressão semelhante à da hepatite e, especialmente durante a gravidez, existe um risco de hepatotoxicidade resultante da tetraciclina.

A hepatotoxicidade mais grave resulta de factores genéticos que influenciam o metabolismo dos fármacos em pessoas oriundas de países de língua espanhola, como é o caso da utilização de um antibiótico, a isoniazida. Os subtipos de antigénio leucocitário humano (HLA) também estão relacionados com a hepatotoxicidade, tal como indicado pela lesão hepática que se desenvolve em doentes com HLA-B*5701 com a utilização de flucloxacilina.

Máquinas de lesão hepática induzida por drogas.

Este aspeto pode ser discutido através de dois mecanismos distintos

i) Através da fisiopatologia e

ii) Hepatotoxicidade direta

i) Observação da fisiopatologia - Tanto a hepatocelular como a os meios extracelulares estão incluídos.

- Rutura dos hepatócitos - leva à diminuição dos níveis de ATP devido à ligação covalente do fármaco às proteínas intracelulares e, finalmente, à rutura da actina. A desmontagem da fibrila de actina provoca a rutura da membrana do hepatócito.

- Morte das células dos hepatócitos - Através da via de sinalização celular, o ligando Fas, um tipo de proteína transmembranar pertencente à família do fator de necrose tumoral, liga-se ao seu recetor e estimula a apoptose.

- Interferência da proteína de transporte - A bílis é segregada pelo fígado para a digestão das gorduras. A formação da bílis começa nos canalículos biliares que se situam entre duas superfícies próximas dos hepatócitos. As proteínas de transporte que são influenciadas pelo fármaco podem interromper o fluxo da bílis. Numa vista em corte, os hepatócitos individuais aparecem como uma estrutura parecida com um ponto verde acastanhado no citoplasma, representando a bílis (Fig.4) que não consegue sair da célula. Estas áreas são conhecidas como lagos biliares, a origem da colestase.

- Perturbações nas mitocôndrias - Eventualmente, diminuição da produção de ATP causada pela inibição da função mitocondrial com um efeito na produção de energia de β-oxidação devido ao abrandamento da síntese de NAD e FAD.

- Danos nas vias biliares - O composto tóxico pode ser decomposto no seu metabolito, que é excretado na bílis, causando assim danos no epitélio das vias biliares.

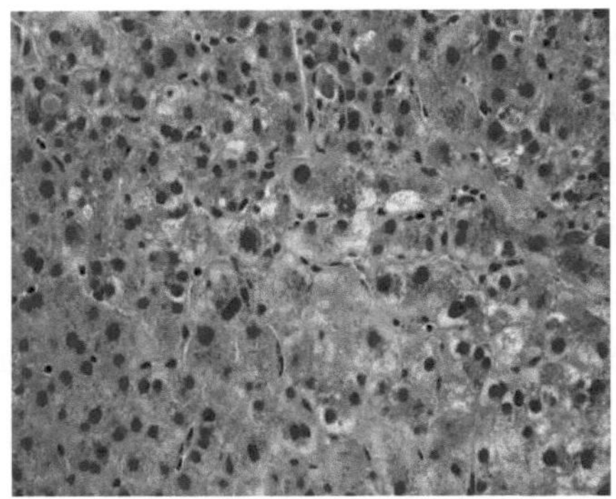

Fig. 4. Secção mostrando colestase hepática. Bílis (amarelo) (*Fonte: Wikimedia*)

ii) Hepatotoxicidade direta:

- A heapatoxicidade direta é causada pela ativação metabólica do composto do fármaco em compostos tóxicos reactivos que têm a capacidade de interagir com macromoléculas celulares como as proteínas, os ácidos nucleicos e os lípidos, o que leva à disfunção proteica, incluindo danos no ADN e peroxidação lipídica e stress.

- Além disso, os metabolitos assim produzidos podem ter um

impacto na disfunção mitocondrial e consequente perda de produção de energia, provocando uma perturbação do armazenamento intracelular de cálcio e dos gradientes iónicos. A destruição da função celular acaba por provocar a morte celular e o mau funcionamento do fígado.

- O mau funcionamento e a morte do fígado também instigam reacções imunológicas. Devido ao stress e/ou aos danos, é libertado um sinal que estimula a ativação das células do sistema imunitário inato e das células de Kupffer do fígado, das células assassinas naturais e das células T assassinas naturais.
- Estas células contribuem para o desenvolvimento de lesões no fígado através da produção de intermediários pró-inflamatórios e da secreção de quimiocinas, o que resulta num aumento do número de células inflamatórias no fígado.

Interações medicamentosas

A interação medicamentosa pode ser seguida de diferentes cursos de ação. A alteração da taxa de absorção, da forma de distribuição ou do metabolismo e excreção do fármaco pode afetar as interações do fármaco. Por outro lado, as propriedades farmacodinâmicas do medicamento também estão envolvidas no processo de interações medicamentosas.

Uma interação medicamentosa é uma ocorrência em que um medicamento afecta a atividade de outro medicamento, quando ambos são administrados em conjunto. Esta ação do fármaco pode ser sinérgica ou antagónica, mostrando o efeito do fármaco como aumentado ou diminuído, respetivamente. Pode também ser um novo efeito que nenhum dos dois produz por si só.

Estas interações farmacológicas podem ser explicadas pela utilização de medicamentos. A sobredosagem de medicamentos pode ocorrer se houver a possibilidade de tomar dois medicamentos em simultâneo, um medicamento irá aumentar o efeito do outro. As interações podem assim aumentar o risco de efeitos secundários. Pelo contrário, não há efeito curativo se a ação do medicamento for reduzida devido a uma subdosagem. Apesar das interações acima referidas, existem vários exemplos em que, quando dois medicamentos são administrados em combinação, as interações favorecem o efeito benéfico. A utilização de paracetamol com codeína pode aumentar o efeito analgésico. Para ultrapassar a resistência bacteriana ao antibiótico, por vezes é administrada uma combinação de ácido clavulânico com amoxicilina.

Por vezes, as interações surgem antes da administração dos medicamentos a um organismo. Isto acontece quando dois medicamentos são previamente misturados com solução salina para injeção intravenosa. Um tipo de interação semelhante consiste na mistura de dois medicamentos, a tiopentona e o suxametónio, que não podem ser administrados na mesma seringa. O mesmo acontece com a penicilina benzílica e a heparina.

Existem vários outros tipos de interações medicamentosas, como as interações entre medicamentos e alimentos, designadas interações medicamentosas-alimentares. Além disso, existem os medicamentos e as plantas medicinais, denominados interações medicamento-planta. Como bom exemplo de interação medicamento-alimento, pode referir-se que os doentes que tomam inibidores da monoamina oxidase (um medicamento antidepressivo) não devem ingerir alimentos que contenham tiramina. É claro que este tipo de interações pode ocorrer quando se utilizam inadvertidamente ou quando não se tem conhecimento do componente ativo das substâncias utilizadas. Níveis elevados de função hepática estão associados à ingestão de álcool, cirrose hepática, hipertiroidismo, obesidade, inflamação da vesícula biliar, distrofia muscular e pancreatite. O aumento da concentração das enzimas hepáticas indica danos ou inflamação das células do fígado.

Causas

- A causa mais comum é a concentração das enzimas hepáticas isalanina transaminase, ou ALT, ou por vezes SGPT e aspartato transaminase, ou AST, ou SGOT. Estas enzimas são o marcador mais fiável de uma lesão hepática que vazou para a corrente sanguínea, causando uma elevação da atividade enzimática. As elevações variam desde elevações agudas e temporárias até elevações crónicas ligeiras. Os medicamentos para baixar o colesterol são também uma das causas básicas da elevação das enzimas. É possível um aumento muito elevado das enzimas hepáticas devido a uma infeção com hepatite A aguda, intoxicação por medicamentos ou mesmo uma sobredosagem com acetaminofeno. A elevação crónica ligeira a moderada das enzimas está associada à hepatite B e C (na hepatite B ou C, a relação AST/ALT é inferior a 1,0), mas a doença hepática alcoólica provoca elevações crónicas das enzimas. Uma outra razão para a elevação das enzimas pode ser marcada por uma doença genética.

O exercício físico pode resultar em enzimas hepáticas elevadas, especialmente a AST, devido à rutura e lesão muscular. As enzimas AST e ALT estavam significativamente aumentadas durante, pelo menos, sete dias após a prática intensiva de halterofilismo; outras funções hepáticas denominadas LD, CKL e mioglobina também apresentavam níveis muito elevados.

Doença específica de interesse o Doença de Wilson

A doença de Wilson é considerada uma doença hereditária quando o tecido do corpo contém demasiado cobre, que danifica o fígado e o sistema nervoso. Para além dos danos nos tecidos, a formação de cicatrizes e a morte dos tecidos são eventos possíveis que ocorrem devido ao depósito de cobre que leva ao não funcionamento correto do órgão. Em consequência, verifica-se uma elevação das enzimas hepáticas AST e ANT.

- **Doença celíaca**

A doença celíaca é uma doença imunomediada crónica comum do intestino delgado, cuja origem está relacionada com a ingestão do glúten presente no trigo, na cevada e no centeio. Esta doença celíaca está associada a vários distúrbios hepáticos que mostram níveis elevados ligeiros a moderados de AST e/ou ALT em doentes com doença celíaca. O aumento da ALT é mais comum do que o da AST.

Factores

Os factores que podem aumentar a suscetibilidade aos medicamentos, possivelmente indutores de doença hepática, são os seguintes

- Idade jovem - Salicilatos, ácido valpróico
- Homem - Amoxicilina-ácido clavulânico (Augmentin)
- Feminino - Halotano, nitrofurantoína, sulindac
- Idade avançada - Acetaminofeno, halotano, INH, amoxicilina-ácido clavulânico
- Diabetes mellitus - Metotrexato, niacina
- Índice de massa corporal elevado/obesidade - Halotano
- Jejum ou desnutrição - Acetaminofeno
- Insuficiência renal - Tetraciclina, alopurinol
- Hepatite C - Ibuprofeno, ritonavir, flutamida
- SIDA - Dapsona, trimetoprim-sulfametoxazol
- Doença hepática pré-existente - Niacina, tetraciclina, metotrexato

Etapas associadas ao metabolismo dos medicamentos:

Quase todas as drogas ou toxinas que são introduzidas no corpo, o fígado, pela sua própria capacidade, metaboliza-as. Na sua maioria, os fármacos são lipofílicos (solúveis em gordura) na sua composição, o que facilita a sua absorção através da membrana celular. A célula hepatocítica do fígado, através de processos bioquímicos no corpo, torna-os hidrofílicos (solúveis em água), facilitando assim a inativação e a excreção.

O metabolismo dos medicamentos ocorre em duas fases: Reação de fase I e reação de fase II.

Na reação de fase I, os fármacos tornam-se polares através da oxidação ou da hidroxilação. No entanto, isto não se aplica a todos os fármacos e alguns podem não passar por esta etapa, mas sim passar diretamente pela reação de fase II. São as enzimas do citocromo P - 450 que catalisam as reacções de fase I. Os produtos intermédios assim produzidos através das reacções são, na sua maioria, transitórios e altamente reactivos, o que resulta na formação de metabolitos que são muito mais tóxicos do que o substrato de origem e causam lesões hepáticas. Para dar um exemplo claro, *a* N-acetil-p-benzoquinona-imina (NAPQI) é um metabolito da acetaminofena e é produzida com a ingestão de doses elevadas. A toxicidade assim desenvolvida para causar lesão hepática é responsável pela NAPQI.

As enzimas do citocromo P-450 estão localizadas no retículo endoplasmático liso (SER) do fígado. Foram identificadas pelo menos 50 enzimas que, com base na sua estrutura, são classificadas em 10 grupos, sendo os grupos 1, 2 e 3 os mais importantes no metabolismo dos fármacos. Cada enzima P-450 é capaz de metabolizar muitos fármacos. As interações medicamentosas resultam da partilha de fármacos com a mesma especificidade P-450 para biotransformação, que podem inibir-se mutuamente de forma competitiva.

Vários medicamentos que podem induzir e inibir as enzimas P-450 são

- Fenobarbital
- Fenitoína
- Carbamazepina
- Primidona
- Etanol
- Glucocorticóides
- Rifampicina
- Griseofulvina
- Quinino
- Omeprazol - Induz P-450 1A2

Os medicamentos que inibem as enzimas P-450 são os seguintes

- Amiodarona
- Cimetidina
- Eritromicina
- Frutos de uva
- Isoniazida

- Cetoconazol
- Metronidazol
- Sulfonamidas

- Quinidina
- Omeprazol - Inibe a P-450 2C8

É a reação de fase II que tem lugar dentro ou fora do fígado. O aumento adicional da solubilidade envolve a conjugação com uma parte (por exemplo, acetato, aminoácido, sulfato, glutatião, ácido glucurónico). Subsequentemente, os fármacos com elevado peso molecular podem ser excretados na bílis, enquanto os rins excretam as moléculas mais pequenas.

Capítulo 3

(Droga de eleição)

O piroxicam é um medicamento anti-inflamatório não esteroide (AINE) de uso corrente, disponível sem receita médica e utilizado na terapêutica da artrite crónica. As elevações ligeiras da atividade da aminotransferase sérica são a razão da utilização do piroxicam e, em casos raros, indicam o caminho para uma lesão hepática aguda clinicamente percetível que pode ser grave e mesmo fatal.

Visão geral

O piroxicam - um fármaco de particular interesse - é um derivado não esteroide do oxicam com propriedades analgésicas, antipiréticas e anti-inflamatórias.Como anti-inflamatório não seletivo e não esteroide (AINE), o piroxicam quelata e liga-se a ambas as isoformas das ciclo-oxigenases (COX1 e COX2), interrompendo assim a atividade da fosfolipase A2 e a conversão do ácido araquidónico em precursores das prostaglandinas na fase enzimática da ciclo-oxigenase que limita a taxa, resultando na inibição da biossíntese das prostaglandinas. Como segundo efeito independente, o piroxicam inibe a ativação dos neutrófilos, contribuindo assim para os seus efeitos anti-inflamatórios globais.

Em termos de classificação farmacológica, este medicamento específico pode ser classificado como

i) Agentes anti-inflamatórios não esteróides e

ii) Inibidores da ciclo-oxigenase

Agentes anti-inflamatórios não esteróides

Basicamente, são agentes anti-inflamatórios de natureza não esteroide que, para além de acções anti-inflamatórias, têm acções analgésicas, antipiréticas e inibidoras das plaquetas. A inibição da síntese das prostaglandinas explica as suas acções analgésicas, antipiréticas e inibidoras das plaquetas; outros mecanismos podem contribuir para os seus efeitos anti-inflamatórios.

Inibidores da ciclo-oxigenase

Compostos ou agentes que se combinam com a ciclo-oxigenase (Prostaglandina - endoperóxido sintase) e que, desta forma, impedem a combinação do seu substrato-enzima com o ácido araquidónico e a formação de eicosanóides, prostaglandinas e tromboxanos.

Expressão farmacológica

Em termos farmacológicos, pode ser expressa como

Mechanisms of Action [MoA]	Cyclooxygenase Inhibitors
Chemical/Ingredient structural concept [Chemical/Ingredient]	Nonsteroidal Anti-inflammatory Compounds
Established Pharmacologic Class [EPC]	Nonsteroidal Anti-inflammatory Drug

Absorção, distribuição e excreção:

É bem absorvido pelo organismo quando administrado por via oral. A via de eliminação é a seguinte: O piroxicam e os seus produtos de biotransformação são excretados na urina e nas fezes, aparecendo na urina cerca de duas vezes mais do que nas fezes. Aproximadamente 5% de uma dose de piroxicam são excretados inalterados. Contudo, uma parte substancial da eliminação do piroxicam ocorre por metabolismo hepático. O piroxicam é excretado no leite humano.

Mecanismo de ação

O efeito anti-inflamatório do Piroxicam pode resultar da inibição reversível da ciclo-oxigenase, causando a inibição periférica da síntese de prostaglandinas. As prostaglandinas são produzidas por uma enzima denominada Cox-1. O piroxicam bloqueia a enzima Cox-1, resultando na interrupção da produção de prostaglandinas. O piroxicam também inibe a migração de leucócitos para os locais de inflamação e impede a formação de tromboxano A2, um agente agregador, pelas plaquetas.

Interações biomoleculares:

Função geral:

Atividade da prostaglandina endoperóxido sintase

Função específica:

Converte o araquidonato em prostaglandina H2 (PGH2), um passo importante na síntese de prostanóides. Expressa constitutivamente em alguns tecidos em condições fisiológicas, como o endotélio, o rim e o cérebro, e em condições patológicas, como no cancro. A PTGS2 é responsável por

produção de prostaglandinas inflamatórias. A regulação positiva da PTGS2 está também associada ao aumento da adesão celular, a alterações fenotípicas, à resistência à apoptose e à angiogénese tumoral. Nas células cancerosas, a PTGS2 é um passo fundamental na produção de prostaglandina E2 (PGE2), que desempenha um papel importante na modulação da motilidade, proliferação e resistência à apoptose.

Utilizações básicas:

- Para reduzir a dor, o inchaço e a rigidez das articulações causadas pela artrite. . Não cura a artrite e só ajuda enquanto se continuar a tomar o medicamento e só é prescrito num alívio insatisfatório dos sintomas por outros AINEs
- Artrite reumatoide
- Espondiloartrite axial não radiográfica
- Gota
- Danos nas articulações que causam dor e perda de função
- Doença reumática que causa dor e rigidez na coluna vertebral
- Doença inflamatória das articulações em crianças e jovens adultos

Quando NÃO deve ser utilizado:

- Num estado alérgico, ou seja, **alérgico ao piroxicam**
- são alérgicos **à aspirina** ou tiveram anteriormente uma reação alérgica grave ao **piroxicam**, outros **AINEs** e outros medicamentos, especialmente reacções cutâneas graves
- Na síndrome de Steven-Johnsons (erupções cutâneas potencialmente fatais) - aparecendo inicialmente como uma mancha avermelhada, muitas vezes como bolhas no tronco. Além disso, os sinais a observar são ulcerações na boca, garganta, nariz, órgãos genitais e conjunturas.

- Num estado de asma, sintomas de inchaço da face ou das mãos (angioneuroticoedema), inchaço da passagem nasal (pólipos nasais), etc.

❖ Ter uma **úlcera péptica** (úlcera no estômago ou duodeno) ou **hemorragia no estômago,** ou ter tido dois ou mais episódios de úlceras pépticas, hemorragia gástrica ou **perfuração.**

❖ Ter ou ter tido uma **história de distúrbios gastrointestinais** (inflamação do estômago ou dos intestinos) que predispõem a distúrbios hemorrágicos, tais como colite ulcerosa, cancros gastrointestinais, diverticulite (bolsas / bolsas inflamadas ou infectadas no cólon).

❖ Estão **a tomar outros AINEs,** incluindo AINEs selectivos da COX-2 e aspirina, (em muitos medicamentos é utilizada como analgésico e para baixar a temperatura).

❖ Estão **a tomar anticoagulantes**.

❖ Ter uma condição médica de **insuficiência cardíaca grave.**

Particularmente

o Em estado de gravidez - [Não deve ser tomado durante os primeiros 6 meses e não **deve** ser tomado nos últimos 3 meses de gravidez]

o Durante o aleitamento materno e

o Na fertilidade - [o próprio piroxicam dificulta a gravidez]

o Durante a condução - [Provoca uma sensação de tonturas, sonolência, cansaço e pode afetar a visão]

Mesmo

> Um doente com intolerância ao açúcar As cápsulas de piroxicam contêm lactose

Propriedades químicas:

Nome químico: Piroxicam

Nome comercial: Feldene

Estrutura química:

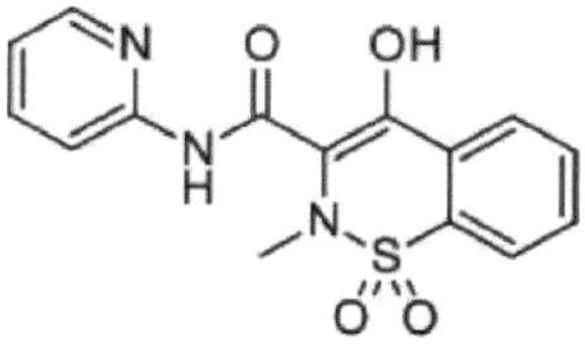

Fórmula molecular: $C_{15}H_{13}N_3O_4S$

Peso molecular: 331,346 g/mol

Meia-vida biológica: 50 **horas**

Via de administração: Oral

Excreção: Urina e fezes

Toxicidade:

Hepatotoxicidade:

Em 3 a 18% dos doentes que tomam piroxicam foram registados níveis elevados de aminotransferase sérica, mas a doença hepática sintomática com iterícia é invulgar. O tempo de latência para o aparecimento de sintomas de lesão hepática clinicamente aparente devido ao piroxicam é variável. Varia de alguns dias a vários meses, mas geralmente ocorre nas primeiras 1 a 6 semanas de tratamento. O padrão de lesão é principalmente colestático, embora existam poucos casos de padrões mistos ou hepatocelulares. Podem ocorrer erupções cutâneas, febre e eosinofilia, mas nem sempre estão presentes e normalmente não são bem conhecidos. Os auto-anticorpos são muito raramente encontrados. A lesão é geralmente autolimitada e a recuperação ocorre em 1 a 2 meses. Em casos raros, foi registada insuficiência hepática aguda.

Como é que o piroxicam induz lesões:

O mecanismo da lesão hepática induzida pelo piroxicam não é conhecido, mas pode dever-se à produção de um intermediário metabólico tóxico do metabolismo do piroxicam, que ocorre em grande parte no fígado. Os casos com manifestações alérgicas (febre, erupção cutânea, eosinofilia) podem também ter um componente de hipersensibilidade.

Resultado final

> Elevações assintomáticas dos níveis séricos de aminotransferase

> Hepatite grave com insuficiência hepática aguda

Há poucos casos de síndrome de desaparecimento crónico das vias biliares, que é familiar a outros AINE da família do oxicam, mas não ao piroxicam em particular. No entanto, na maioria dos casos, a interrupção do medicamento ajuda à recuperação total, o que pode demorar um ou dois meses.

Farmacologia médica

Farmacodinâmica

O estudo da farmacodinâmica dá uma ideia da absorção, movimento, ligação e interações de moléculas farmacologicamente activas no(s) seu(s) local(is) de ação nos tecidos. Os comprimidos de piroxicam são um medicamento anti-inflamatório não esteroide que apresenta uma ação analgésica, antipirética e inflamatória em modelos animais. Tal como outros AINE, o mecanismo de ação não é totalmente bem compreendido, mas está relacionado com a inibição da prostaglandina sintetase.

Farmacocinética

A farmacocinética inclui as caraterísticas das interações entre um fármaco e o organismo em termos da sua absorção, distribuição, metabolismo e excreção dos fármacos.

Absorção:

Por via oral, o piroxicam é bem absorvido e, após a medicação, a concentração plasmática do fármaco atinge o seu pico em três a cinco horas, o que é comparável com as doses de 10 e 20 mg. Numa dose única diária, a semi-vida prolongada (50 horas) mantém consequentemente uma concentração plasmática relativamente estável ao longo do dia. No entanto, verifica-se uma acumulação significativa devido a doses múltiplas. No entanto, uma dose única de 20 mg produz um nível plasmático máximo de 1,5 a 2 mcg/mL, enquanto as concentrações plasmáticas máximas do fármaco, após a ingestão diária repetida de cápsulas de Piroxicam 20 mg, estabilizam geralmente em 3-8 mcg/mL.

Com os alimentos, há um ligeiro atraso na velocidade, mas não na extensão da absorção após a administração oral.

Distribuição:

O volume percetível de distribuição do piroxicam é de cerca de 0,14 L/kg e 99% do piroxicam presente no plasma está ligado às proteínas plasmáticas. O piroxicam é excretado no leite humano e aparece no leite materno com cerca de 1% a 3% da concentração materna. Não se registou qualquer acumulação de Piroxicam no leite em relação ao plasma durante o tratamento.

Metabolismo:

O metabolismo do piroxicam ocorre através de diferentes etapas.

Inicialmente, ocorre por hidroxilação na posição 5 da cadeia lateral do piridilo e conjugação deste produto; por ciclodesidratação; e por uma sequência de reacções que envolvem a hidrólise da ligação amida, descarboxilação, contração do anel e N-desmetilação. Estudos in vitro indicam que o citocromo P4502C9 (CYP2C9) é a principal enzima envolvida na formação do 5'-hidroxi-Piroxicam, o principal metabolito Os produtos de biotransformação do metabolismo do piroxicam não têm qualquer atividade anti-inflamatória.

Excreção:

A urina e as fezes são a principal fonte de Piroxicam e dos seus produtos de biotransformação, aparecendo na urina cerca de duas vezes mais do que nas fezes. Aproximadamente 5% de uma dose de Piroxicam é excretada inalterada. A semi-vida plasmática (T 1/2) do Piroxicam é de aproximadamente 50 horas.

Insuficiência renal:

O estudo farmacocinético foi efectuado em doentes com insuficiência renal. O estudo indicou que não há necessidade de ajustar a dose nos doentes com lesão renal ligeira a moderada. No entanto, não são conhecidas as propriedades farmacocinéticas do Piroxicam em doentes com insuficiência renal grave ou que estejam a receber hemodiálise.

Insuficiência hepática:

Os efeitos da doença hepática na farmacocinética do Piroxicam não foram bem estabelecidos. No entanto, uma parte substancial da eliminação do Piroxicam ocorre por metabolismo hepático. Consequentemente, os doentes com doença hepática podem necessitar de doses reduzidas de Piroxicam em comparação com os doentes com função hepática normal.

Reacções indesejáveis:

Gastrointestinal: (17,4%)

As reacções mais indesejáveis que surgem com a utilização deste anti-inflamatório não esteroide (AINE) em particular são gastrointestinais e a mais grave é a úlcera péptica com ou sem hemorragia. Por vezes, pode ser fatal numa pessoa idosa.

Num estudo de ensaios clínicos, verificou-se que, de 2300 doentes que receberam uma dose diária de 20 mg ou menos de piroxicam, os efeitos secundários mais recorrentes em cerca de 20% dos doentes são gastrointestinais. Dos doentes que sofreram efeitos secundários gastrointestinais, cerca de 5% interromperam a terapêutica, com 1% de incidência de ulceração péptica e 0,1% de hemorragia gastrointestinal. Cerca de 6,4% sofrem de angústia epigástrica. Poucas incidências comuns de reacções adversas com o seu valor percentual são

i) Prisão de ventre (2,4%)
ii) Flatulência (2,1%)
iii) Dor abdominal (1,5%),
iv) Náuseas (4,1%)
v) Desconforto abdominal (2,2%)
vi) Indigestão (1,3%)
vii) Diarreia (1,8%)
viii) Anorexia (1,2%)

Sistema Nervoso Central: (5%)

Um doente sofre de dores de cabeça (1,8%). Além disso, podem ocorrer algumas reacções em cerca de menos de 1% dos doentes sob a forma de tonturas, sonolência/sedação (sonolência), vertigens, depressão, alucinações, insónia e nervosismo.

Hematológico: (15%)

A concentração de hemoglobina diminui para 4,6%, enquanto o valor do hematócrito apresenta uma diminuição de 4,2%. Alguns dos outros valores hematológicos diminuídos com a sua percentagem são

i) Eosinofilia (1,8%)
ii) Leucocitose (1,7%)
iii) Basofilia (1,7%)
iv) Leucopénia (1,4%)
v) Trombocitopenia (2,4%)

Em menos de 1% dos doentes com epistaxis, a equimose e a depressão da medula óssea, incluindo a anemia aplástica, são caraterísticas comuns.

Dermatológico: (2%)

As reacções dermatológicas também ocorrem em menos de 1% dos doentes. Entre elas, são comuns algumas como a necrólise epidérmica tóxica, erupção cutânea (2%), prurido, eritema, nódoas negras, descamação, dermatite esfoliativa, síndrome de Stevens-Johnson e reacções cutâneas foto-alérgicas.

Reação ano-rectal:

Em 2,9% dos doentes, estas reacções apresentam-se sob a forma de dor local, ardor, prurido e foram notificados casos raros de hemorragia rectal com a utilização de supositórios de piroxicam.

Renal (1%):

Sob a forma de edema, ocorre em 1,6% dos doentes. Disúria, hematúria, proteinúria, nefrite intersticial, insuficiência renal, hipercalemia, glomerulite, síndrome nefrótica são algumas das outras reacções renais que ocorrem em menos de 1% dos doentes.

Dismenorreia primária:

O perfil de reação do piroxicam na dismenorreia primária é de natureza semelhante ao observado nas doenças reumáticas.

Parâmetros laboratoriais

Durante o tratamento com piroxicam, os parâmetros laboratoriais sofreram algumas alterações, incluindo a elevação do BUN, da creatinina, do ácido úrico e das enzimas hepáticas LDH, AST, ALT e fosfatase alcalina.

Outras reacções:

Algumas outras reacções podem incluir alopécia, perda de libido, impotência, frequência urinária, ansiedade, tremores, deficiência auditiva, surdez, sede, arrepios, aumento do apetite, dores no peito, anemia, anemia hemolítica, pancreatite e fator antinuclear (ANA) positivo; não foi estabelecida uma relação causal para estes acontecimentos raramente notificados.

Capítulo 4

(Antioxidantes de ocorrência natural)

O Hibiscus rosa-sinensis é considerado como tendo uma série de utilizações médicas na herbologia chinesa. Pode ter algum potencial nos cuidados cosméticos da pele; por exemplo, um extrato das flores de Hibiscus rosa-sinensis demonstrou funcionar como um agente anti-solar ao absorver a radiação ultravioleta. A flor é também utilizada nos cuidados capilares e como indicador de pH.

Hibiscus rosa-sinensis

Caraterísticas botânicas vegetativas:

Uma pequena árvore como *o Hibiscus rosa-sinensis* é um arbusto desgrenhado, sempre verde, com cerca de 2,5-5 m de altura e 1,5-3 m de largura. As folhas são brilhantes e solitárias e são pecioladas. A lâmina da folha é larga ou estreitamente ovalada, não lobada. Tem cerca de 4,9 X 2,5 cm, com nervuras proeminentes em ambas as superfícies. A venação é reticulada unicostada (Fig.5) (a venação é ramificada ou divergente), a base é arredondada e as margens são dentadas. As flores estão disponíveis durante todo o ano e são de um vermelho brilhante no verão e também no outono. As flores são também solitárias, axilares nos ramos superiores. São geralmente do tipo pêndulo e podem ser simples ou duplas. As pétalas são em número de 5 e têm cerca de 10 cm de diâmetro, com anteras vermelhas de ponta laranja proeminente. Os lóbulos do epiciclo são 6-7m filliformes, conados na base, pouco estrelados, com o ápice agudo. Cálice campanulado, 5 lóbulos, ovado a lanceolado. Corola vermelho-rosada, avermelhada, amarelo-alaranjada, em forma de funil, frequentemente dupla; pétalas obovadas, ápice arredondado. A raiz é uma raiz axial ramificada, mas o caule é aéreo, ereto, verde, cilíndrico e ramificado.

Hierarquia taxonómica

Kingdom	Plantae (Plants)
Subkingdom	Viridiplantae
Infrakingdom	Streptophyta (land Plants)
Superdivision	Embryophyta
Division	Tracheophyta (vascular plants)
Subdivision	Spermatophytina (seed Plants)
Class	Magnoliopsida
Superorder	Rosanae
Order	Malvales
Family	Malvaceae
Genus	*Hibiscus* L.
Species	*Hibiscus rosa-sinensis* L

Sobre o *Hibiscus*:

Esta planta é conhecida pelas suas flores grandes e coloridas. Não só as flores são um complemento decorativo para a casa ou para o jardim, como também são utilizadas como planta medicinal. Tanto a flor como as folhas (Fig.6) podem ser transformadas em chás e a extração do líquido pode ajudar a tratar uma variedade de doenças como

- *J* Estômago irritado
- *J* Tensão arterial elevada
- *J* Infecções bacterianas
- *J* Febre

As flores estão disponíveis em várias cores, desde o vermelho, amarelo, branco ou pêssego e podem ter até 15 cm de largura. De entre estas cores, as flores vermelhas são as mais adequadas para fins medicinais e estão disponíveis como suplementos dietéticos. O chá de hibisco é feito de uma mistura de flores secas de hibisco, folhas e cálices vermelho-escuros. Os cálices são os principais ingredientes da bebida à base de plantas.

Recursos úteis da planta

como remédio:

Os egípcios utilizam o hibisco como chá

J para baixar a temperatura do corpo

J tratar doenças cardíacas

J doenças dos nervos e

J como diurético para aumentar a produção de urina

Os africanos utilizam o chá

J para tratar a obstipação, o cancro

J doença hepática

J sintoma de frio e

J também as polpas das folhas usadas na pele para curar feridas.

Os iranianos bebem chá

J para o tratamento da hipertensão arterial.

Os povos da Nova Guiné utilizam-na para

J tratar vários inchaços

J tratar os abcessos

J tratar a tosse convulsa

J tratar a menstruação atrasada que regulariza os períodos e

J como abortivo

Os povos da Guiné Francesa utilizavam preferencialmente

J para afecções bronco-pulmonares

Atualmente, o seu potencial está bem estabelecido

J na redução da tensão arterial elevada

J Níveis de colesterol

J Para o tratamento do cancro (estudos sugerem que a antocianina é o principal componente das propriedades anticancerígenas do hibisco)

J Como auxiliar de emagrecimento

Recentemente, descobriu-se que o extrato de hibisco pode ter

J um efeito sobre o metabolismo

J prevenção da obesidade e

J acumulação de gordura no fígado

Como extrato de ervas, a planta tropical foi mesmo utilizada com sucesso para tratar os piolhos.

Observações: Do ponto de vista científico, as folhas e flores de hibisco contêm determinados antioxidantes, como flavonóides e proantocianidinas, e têm uma espécie de efeito diurético em alguns animais. Obtiveram-se resultados positivos com a utilização da flor no tratamento de determinadas condições médicas devido à presença de antioxidantes.

Como parte comestível:

J A China utiliza pétalas de flores na preparação de bolos através da cozedura

J A Índia prefere bebidas doces geladas, as cozidas com açúcar

- J Em vários locais do mundo, as flores são consumidas cruas, cozinhadas ou em conserva, como especiaria ou mesmo como corante alimentar
- J na Ásia e na região do Vale do Nilo, em África, as flores são tradicionalmente utilizadas para fazer chá. Diferentes espécies de hibisco produzem diferentes tipos de chás. Todas as partes da planta podem ser utilizadas, mas as flores fazem um chá mais doce e as folhas fazem um chá mais adstringente.

Apenas folhas de hibisco

As folhas (Fig. 7) são consideradas como um ingrediente mais poderoso entre outras partes da planta de Hibiscus. Não se podem excluir alguns efeitos benéficos. Os **benefícios** são

- > Tratamento da tuberculose e das doenças pulmonares - O primeiro benefício a ser considerado no tratamento da tuberculose. A tosse persistente é um dos principais problemas da tuberculose, interferindo assim no processo respiratório. Através do processamento das folhas pode ajudar no tratamento da tuberculose.

- > Tratar a doença da tosse - Para curar a tosse, as folhas de hibisco têm um excelente poder de cura e tratamento da tosse. As folhas são processadas e podem ser tomadas como um remédio para a doença.

- > Tratar o inchaço das amígdalas - A dor e a irritação da garganta devido ao inchaço das amígdalas (localizadas à volta da área da garganta) podem ser tratadas com as folhas de Hibisco processadas que ajudam o processo de cura das amígdalas. O simples facto de ferver as folhas até uma determinada concentração e beber pode ajudar a reduzir as doenças como a tosse.

- Cura da colite - Uma condição em que o intestino tem uma lesão ou infeção causando inflamação que pode interferir com a digestão é conhecida como doença inflamatória intestinal e por vezes causa feridas no intestino. As propriedades da folha de hibisco ajudam a reduzir a inflamação do intestino.

- Superar os movimentos intestinais com sangue - A doença inflamatória intestinal está por vezes associada a movimentos intestinais com sangue, embora possam existir outras razões. As folhas de hibisco desempenham um papel importante para ultrapassar esta situação. O uso regular destas folhas pode ser útil para reduzir o problema.

- Tratamento de vómitos com sangue - Tal como os intestinos misturados com sangue, as folhas de hibisco fazem bem ao tratamento de vómitos com sangue. O mesmo tipo de tratamento que a hemorragia intestinal pode ser utilizado para tratar o caso de vómitos com sangue. Beber o extrato de sumo de algumas folhas pode ser útil no tratamento.

- Pode parar a hemorragia - Acredita-se que as folhas de Hibisco também podem ajudar a parar a hemorragia, tanto dentro como fora do corpo. Para feridas e hemorragias fora do corpo, as folhas cortadas de Hibisco devem ser coladas na superfície da pele que está ferida. As folhas cortadas ajudam a parar o sangue

- Tratamento da queda de cabelo - A queda de cabelo é um problema para a maioria dos adolescentes. O uso regular de extrato de folhas de hibisco pode ser útil para fazer crescer novamente o cabelo na parte calva da cabeça.

> Nutrir o cabelo - Para além de tratar a queda de cabelo, as folhas de hibisco têm um papel adicional na nutrição do cabelo. Também ajuda a manter o cabelo saudável, fortalecendo as raízes do cabelo, prevenindo assim a queda do cabelo.

> Tratamento de úlceras - Os outros benefícios das folhas de hibisco são a cura da úlcera da pele. A pasta suave das folhas pode ser útil para tomar medidas corretivas para a úlcera.

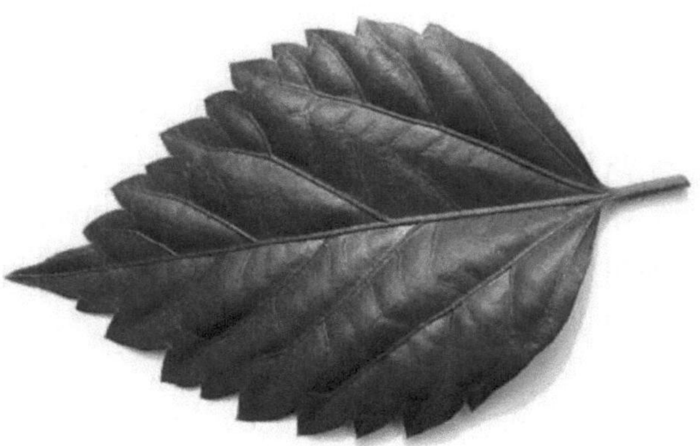

Fig. 5 Folha simples mostrando a forma e a venação

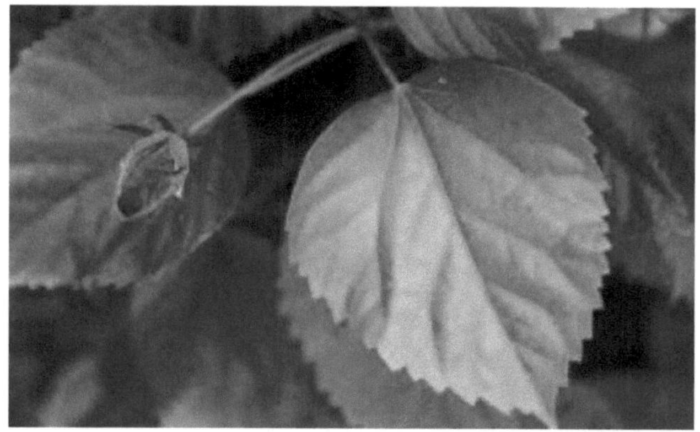

Fig. 6 Botão de flor de Hibiscus rosa-sinensis com folhas proeminentes

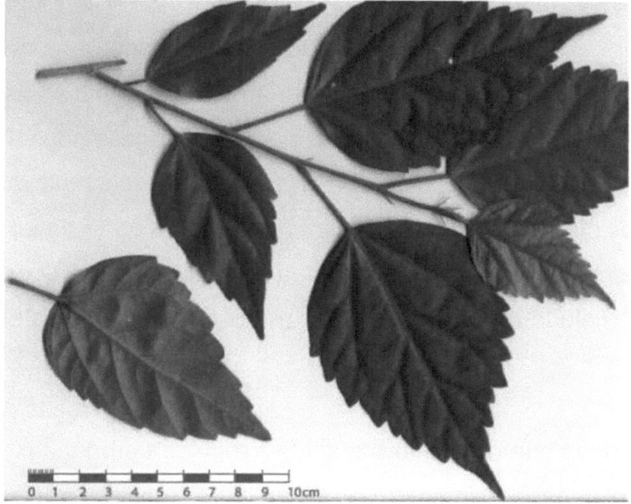

Fig.7. Um caule mostrando a disposição das folhas

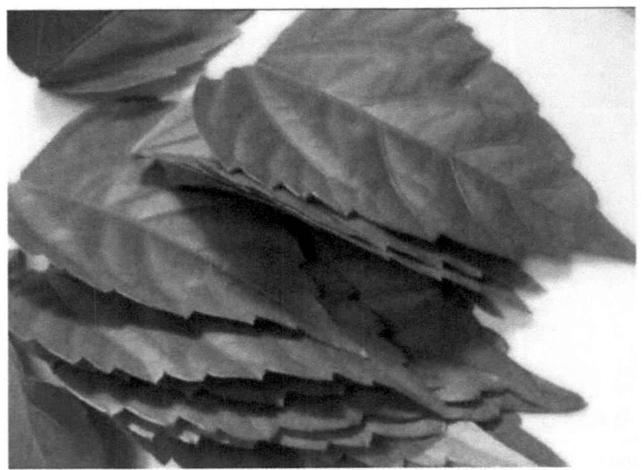

Fig.7. Amostra de folhas de hibisco

> Limpador de toxinas - Uma vez que as folhas *de hibisco* são ricas em antioxidantes, pode limpar o corpo de toxinas indesejadas e prejudiciais. Este benefício do hibisco para a saúde pode ser cultivado bebendo todos os dias uma chávena de chá preparado a partir de folhas ou flores de hibisco. O chá tem antioxidantes que lutam contra doenças como o cancro e ajuda a perder peso. Até reduz o nível de colesterol no nosso corpo.

> Regulador do humor - O hibisco ajuda a regular a produção de hormonas. Durante o período menstrual, as mulheres sofrem muitas alterações hormonais que as tornam irritáveis. Para equilibrar estas hormonas, o hibisco alivia as quebras emocionais instantâneas e impulsivas pelas quais as mulheres passam durante esses dias.

Objetivo final: Em todo o mundo, ***o hibisco*** continua a ser um remédio popular à base de plantas. Ainda assim, através de investigação contínua, pode tornar-se mais amplamente aceite como um tratamento médico eficaz.

Objectivos do estudo

Objetivo geral

- Avaliar a eficácia de um medicamento em sistema animal e a proteção de uma doença com a utilização de um produto natural.

Objetivo específico

- Avaliar a eficácia de um medicamento anti-inflamatório não esteroide (AINE) Piroxicam em ratinhos

- Avaliar o desenvolvimento da toxicidade do medicamento testado

- Estudar a atividade hepatoprotectora em termos de extensão das enzimas marcadoras séricas e das enzimas relacionadas com o stress oxidativo nos ratinhos tratados com o medicamento

- Comparar o efeito produzido pelo medicamento com o dos ratinhos normais

- Investigar as alterações histopatológicas do órgão devido à administração do medicamento em ratinhos

- Estabelecer o papel das folhas de Hibiscus na proteção contra a toxicidade do piroxicam

Capítulo 5

(Ferramenta e forma de atingir o objetivo)

Objectos vegetais:

As folhas verdes frescas e maduras (Fig.8) de *Hibiscus rosa-sinensis* (Malvaceae) foram recolhidas, secas e transformadas em pó (Fig.9). Cerca de 500 g da amostra em pó foram posteriormente extraídos com cerca de 1,5 L de etanol a 70% para obter uma massa semi-sólida sob pressão reduzida. O procedimento foi adotado de acordo com a literatura descrita por Srinivasan et.al [4].

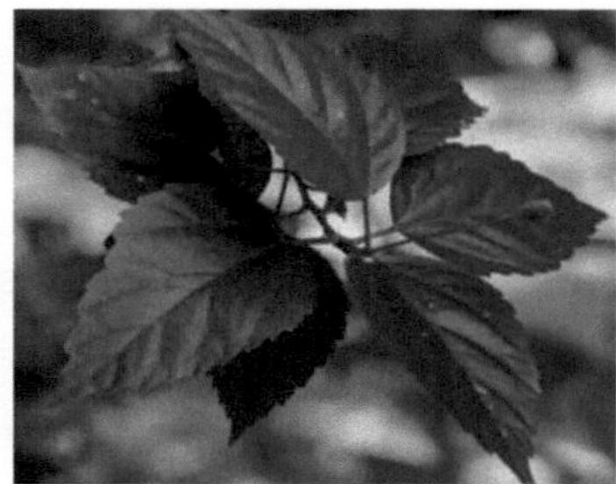

Fig. 8 Hibisco ramificado

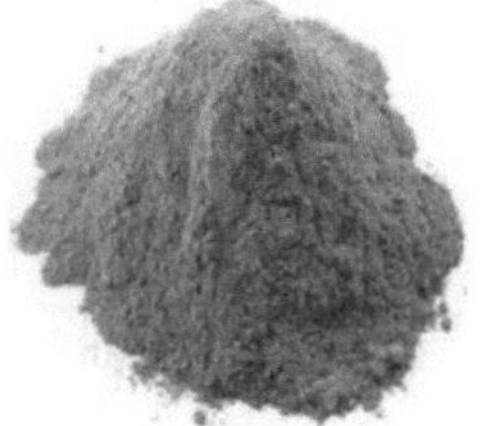

Fig. 9 Forma de pó

O material extraído assim recolhido foi dissolvido em água esterilizada duplamente destilada e utilizado no processo de investigação subsequente.

Objectos animais:

Os ratos albinos suíços machos (*Mus musculus*) (Fig.10), pesando cerca de 2025 g, foram considerados como animais experimentais para todo o projeto. Os animais foram aclimatados durante um período de 7 dias no laboratório, após terem sido trazidos do fornecedor. Durante este período, foram-lhes fornecidos granulados normais e água ad libitum. Foram mantidos e alojados em gaiolas de polipropileno no biotério do departamento, à temperatura ambiente (25^0 C ± 1^0 C) com um ciclo de 12 h de luz e escuridão.

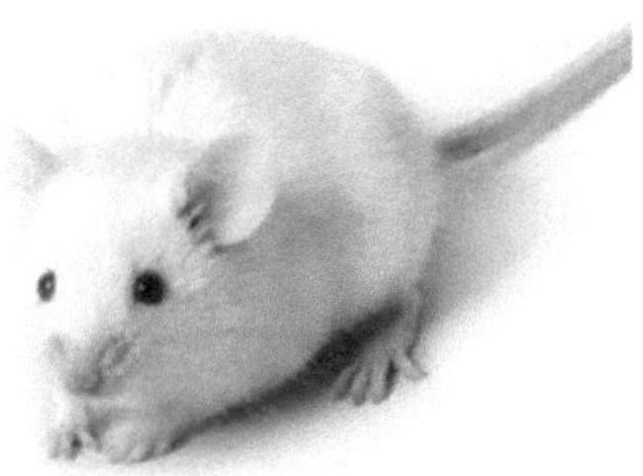

Fig.10. Rato de laboratório: *Mus musculus*

As vantagens de utilizar este modelo de mamífero, como o rato, para realizar a presente investigação são

J Semelhanças com o ser humano no que diz respeito à anatomia, fisiologia e genética

J Muitos ratos para realizar trabalhos devido à sua rápida multiplicação

J Uma vez que são baratos e fáceis de cuidar, é efetivamente rentável

J Devido ao seu pequeno tamanho, é conveniente para alojar

J O sistema biológico complexo existente no ser humano pode ser estudado

J Os processos biológicos podem ser bem estudados

Todas as experiências foram aprovadas pelo comité de ética (vide n.º

892/ac/05) constituído através do CPESCA. Os produtos químicos utilizados eram de grau AR

Instalação experimental:

Antes de realizar a experiência, os ratos foram selecionados aleatoriamente e constituíram quatro grupos, do Grupo A ao Grupo D, com 10 ratos por grupo. Durante todo este período, foram alimentados com uma dieta normal. Considerando estes grupos, foram alimentados de forma diferente, de acordo com o programa experimental.

Grupo - A : Controlo (com dieta normal)

Grupo - B : Tratados com extrato alcoólico de folhas de *Hibiscus* (AEH) [30 mg kg-1b.w] durante 15 dias

Grupo - C : Tratados com Piroxicam [6,6 mg kg-1 b.w] durante 15 dias

Grupo - D : Tratados com Piroxicam e AEH durante 15 dias

Tratamento dos animais Calendário:

Segue-se o programa (Fig.11) para o grupo de controlo e o grupo experimental de animais

Parâmetros considerados para testar a hepatoprotectividade:

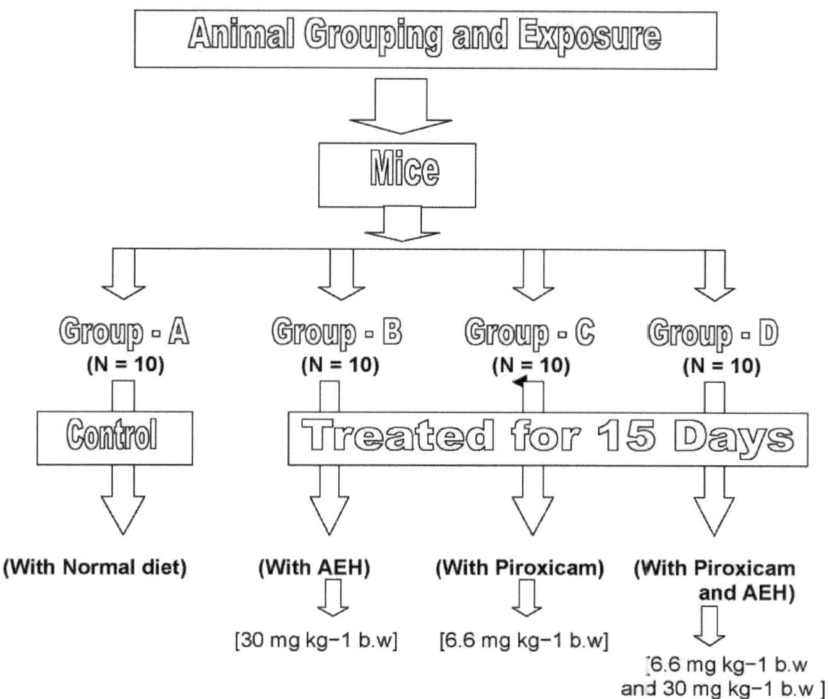

Fig. 11 Programa de tratamento dos animais

Uma vez que se sabia que as actividades das transaminases e fosfatases séricas representavam geralmente o estado funcional do fígado, os parâmetros como

- Aspartato aminotransferase (AST)
- Alanina aminotransferase (ALT)
- Fosfatase alcalina (ALP)

As enzimas séricas foram consideradas para a atividade hepatoprotectora do animal. As amostras de sangue foram recolhidas de ratinhos sacrificados por punção cardíaca sob anestesia com éter, cobrindo todo o final do tratamento programado. As amostras de sangue foram deixadas a coagular à temperatura ambiente durante cerca de 45 minutos. Em seguida, o soro foi separado por centrifugação a 4.000 rpm a 4 °C durante 15 minutos. O soro separado foi utilizado para o ensaio de enzimas marcadoras do soro. Seguiu-se o método de Reitman e Frankel [5], enquanto o método de Kind e Kings[6] foi aceite para a determinação da fosfatase alcalina.

Atualmente, a peroxidação lipídica é considerada como o principal mecanismo molecular envolvido no dano oxidativo das estruturas celulares e no processo de toxicidade que conduz à morte celular.

As amostras de fígado foram colhidas e imediatamente lavadas em solução salina gelada para remover o sangue tanto quanto possível. Foram pesadas e preparou-se um homogenato de tecido a 10% (W/V) em solução salina tamponada com fosfato (pH 7,2) para medir a peroxidação lipídica (LPO) em termos de substâncias reactivas ao ácido tiobarbitúrico (TBARS), segundo o método de Neihaus e Samuelsson [7]. O glutatião (GSH) (glutatião reduzido [GSH]) e a superóxido dismutase (SOD) foram medidos pelo método de Eillman [8] e Kakkar et al. [9], respetivamente.

No entanto, a catalase (CAT) e a glutationa peroxidase (GPx), as outras duas enzimas hepatoprotectoras, foram medidas de acordo com os métodos de Sinha [10] e Rotruck et al.[11].

Abordagem histopatológica:

Uma pequena porção da amostra de fígado foi retirada para análise histopatológica. Foi fixada em formalina a 10% e, após o período de fixação programado, a amostra de tecido foi desidratada. A desidratação foi seguida de uma técnica histológica de rotina. O tecido foi seccionado e a secção foi fixada a 6 nm. Um bom número de secções foi duplamente corado com hematoxilina e eosina. As secções bem coradas foram fotografadas.

Protocolo estatístico

Os dados de todas as estimativas bioquímicas foram apresentados na tabela como média ± erro padrão das médias de cinco determinações repetidas para 10 ratos em cada um dos 4 grupos de ratos em consideração. Foi efectuada uma Análise de Variância (ANOVA) unidirecional para justificar a significância da diferença nas médias de todos os parâmetros testados. A diferença de variação foi considerada significativa quando $P < 0,05$.

Capítulo 6

Consequências da ação empreendida

Enzimas séricas

Aspartato aminotransferase (AST) / Aspartato aminotransferase (ALT) / Fosfatase alcalina (AP)

Certas células dos tecidos contêm enzimas específicas que só entram no sangue quando as células às quais estão ligadas são danificadas ou destruídas. A presença no sangue de quantidades significativas destas enzimas específicas indica o local provável da lesão dos tecidos. Entre estas, as duas enzimas mais importantes são a aspartato aminotransferase (AST) e a aspartato aminotransferase (ALT), anteriormente denominadas **transaminase glutâmico-oxaloacética** sérica (GOT) e **transaminase glutâmico-pirúvica** sérica (GPT), respetivamente. Os níveis de AST ou ALT são um auxiliar valioso, principalmente no diagnóstico de doenças hepáticas.

A transaminase glutâmico-oxaloacética (GOT) ou AST encontra-se em grandes concentrações no fígado e no coração e em quantidades moderadas nos rins, no pâncreas e no músculo esquelético. Os níveis de AST podem ser usados para diagnosticar enfarte do miocárdio. Outras doenças com AST elevada incluem lesão hepática, arritmias e angina cardíaca grave. A AST está presente no citoplasma e nas mitocôndrias das células. Em casos de lesões ligeiras dos tecidos, a principal forma de AST é a do citoplasma. Em caso de lesões tecidulares graves, a enzima mitocondrial é libertada em maior quantidade. Níveis elevados de AST podem ser encontrados sobretudo em casos como enfarte do miocárdio, lesão hepática aguda, hepatite viral e envenenamento por tetracloreto de carbono. Uma elevação ligeira a moderada da AST é observada na distrofia muscular, na dermatomiosite, na pancreatite aguda e em lesões musculares por esmagamento.

A transaminase glutâmico-pirúvica (GPT) ou ALT encontra-se também em quantidades consideráveis no fígado, nos rins e no músculo esquelético, por ordem decrescente. Quando as células do fígado são danificadas, os níveis de AST e ALT aumentam especialmente no início da doença. No caso de hepatite, os níveis de transaminases aumentam vários dias antes do início das complicações, como a iterícia. Os níveis enzimáticos são especialmente úteis na avaliação da cirrose ativa e nas alterações ligeiras e precoces da obstrução biliar.

O presente caso (**Quadro - 1**) também mostra uma atividade significativamente mais elevada de ambas as enzimas quando os ratinhos foram tratados com o fármaco piroxicam em comparação com o grupo normal de animais. A atividade enzimática torna-se mais baixa quando os ratos foram co-administrados com piroxicam e AEH em comparação com o grupo tratado com piroxicam correspondente. Quando os ratinhos foram tratados apenas com AEH, este não alterou a atividade enzimática em comparação com os valores normais. As diferenças dos dados apresentados entre o grupo tratado com piroxicam e o controlo são significativas ($P < 0,01$) e os dados entre o AEH com prioxicam e o grupo tratado são significativos ($P < 0,05$).

A outra enzima, a fosfatase alcalina (ALP), também está presente em vários tecidos, incluindo fígado, ossos, intestino e também na placenta. A ALP sérica tem interesse para o diagnóstico de dois grupos principais de doenças - doenças hepatobiliares e doenças ósseas que estão associadas a um aumento da atividade osteoblástica. Particularmente na iterícia obstrutiva, ocorre um aumento da atividade da ALP com todas as formas de colestase. A resposta do fígado a qualquer forma de obstrução da árvore biliar é sintetizar mais ALP. O principal local de síntese de novas enzimas são os hepatócitos adjacentes aos canalículos biliares. Nas doenças do sistema esquelético, a ALP também está elevada, o que implica hiperatividade dos osteoblastos e remodelação do osso.

Quadro - 1 Efeito da AEH nas alterações das enzimas marcadoras séricas de ratinhos normais e tratados

Abreviaturas: AEH, extrato alcoólico de folhas de *Hibiscus rosa-sinensis*; ALT- Alanina aminotransferase, AST- Aspartato aminotransferase, ALP- Fosfatase alcalina.

Group	ALT@	AST@	ALP@
Normal	10.26 ± 0.02	49.88 ± 1.17	72.73 ± 5.94
AEH ($30\ mg\ kg^{-1}$)	10.60 ± 0.98	48.74 ± 2.04	71.40 ± 5.57
Piroxicam ($6.6\ mg\ kg^{-1}$)	16.78 ± 0.53*	62.20 ± 1.96*	81.10 ± 3.68*
Piroxicam ($6.6\ mg\ kg^{-1}$) + AEH ($30\ mg\ kg^{-1}$)	12.87 ± 0.77#	51.82 ± 2.32#	73.44 ± 4.32#

Notas: Cada valor é expresso como a média ± SE (*n* = 10 por grupo). Os resultados foram analisados estatisticamente com ANOVA de uma via. *P < 0,01 em comparação com o grupo de controlo # P<0,05 em comparação com o grupo tratado.

@ As actividades são expressas em unidades/ml

A atividade da fosfatase alcalina no caso do medicamento piroxicam

Os ratos tratados com AEH (**Tabela - 1**) também mostram uma elevação em comparação com o grupo normal de ratos. O tratamento com AEH juntamente com o fármaco de eleição faz baixar os valores para valores próximos do normal.

Peroxidação lipídica (LPO)

A peroxidação lipídica, um mecanismo bem estabelecido de lesão celular em plantas e animais, é utilizada como um indicador de stress oxidativo em células e tecidos. Uma série complexa de compostos, incluindo compostos carbonílicos reactivos, é formada pela decomposição de peróxidos lipídicos que são instáveis. Os peróxidos de ácidos gordos poli-insaturados geram malondialdeído (MDA) e 4-hidroxialcenos (HAE) após decomposição, e a medição de MDA e HAE tem sido utilizada como indicador de peroxidação lipídica. Na situação atual (**Tabela - 2),** a LPO é muito elevada em termos de medição no fígado de ratos tratados com piroxicam, quando comparada com a dos ratos normais. O valor diminui (P<0,05) quando os ratinhos foram tratados com piroxicam e AEH.

Superóxido dismutase (SOD)

A superóxido dismutase (SOD) é um poderoso antioxidante natural presente tanto no interior como no exterior das membranas celulares. Actua como as principais defesas anti-oxidantes internas do organismo e, por isso, desempenha um papel fundamental na redução do stress oxidativo relativo a doenças que ameaçam a vida. A SOD também desempenha um papel vital na redução da inflamação interna e na redução da dor resultante de uma condição de artrite **Glutatião reduzido (GSH)**

O glutatião é um tripeptídeo, que é uma molécula constituída por três aminoácidos - ácido glutâmico, cisteína e glicina - ligados entre si por ligações químicas. O glutatião tem fortes propriedades antioxidantes, o que significa

que protege as células dos danos que ocorrem quando as substâncias químicas reagem com o oxigénio. Estas substâncias químicas incluem principalmente os radicais livres, mas outras espécies reactivas de oxigénio incluem metais pesados, peróxidos lipídicos e peróxidos. O suporte de Gultathione para o sistema imunitário e os benefícios significativos são explicados (Fig.12)

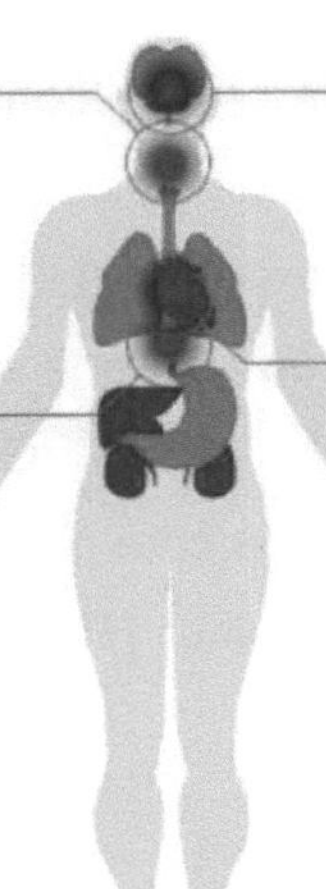

Fig. 11 Suporte de glutatião

O rácio entre glutatião oxidado e reduzido no organismo é indicativo da toxicidade global, bem como da resposta inflamatória. Níveis baixos de GSH estão associados a inflamação crónica, produção de superóxido mitocondrial e danos oxidativos nas proteínas/ADN. A presente experiência é uma experiência em que os níveis de SOD e GSH (Quadro -2) são baixos em comparação com o nível de controlo, embora a SOD tenha muito mais impacto na redução do seu nível. No entanto, o tratamento com AEH e piroxicam melhorou o valor

Quadro - 2 Efeito do AEH nas alterações das enzimas relacionadas com o stress oxidativo em ratos normais e tratados

Abreviaturas: [SOD-Superóxido dismutase, CAT-Catalase, GSH-Px-glutationa peroxidase, GSH- glutatião reduzido, LPO- Peroxidação lipídica, TBARS-Substâncias reactivas ao ácido tiobarbitúrico, MDA- Malondialdeído].

Groups	SOD U/mg Protein	CAT U/mg Protein	GSH-Px µmol/g	GSH µmol/g	LPO (TBARS) mM MDA/100g
Normal	13.73 ± 0.27	8.42 ± 0.40	37.46 ± 1.08	3.79 ± 1.08	1.62 ± 0.08
AEH (30 mg kg^{-1})	13.64 ± 0.32	8.46 ± 0.41	37.01 ± 5.23	3.76 ± 1.21	1.60 ± 0.12
Piroxicam (6.6 mg kg^{-1})	7.52 ± 0.45*	5.86 ± 0.61*	24.87 ± 4.20*	2.02 ± 0.64*	2.42 ± 0.05*
Piroxicam (6.6 mg kg^{-1}) + AEH (30 mg kg^{-1})	12.35 ± 0.38#	8.34 ± 0.33#	35.89 ± 5.06#	3.53 ± 1.13#	1.69 ± 0.14#

Notas: Cada valor é expresso como a média ± SE (*n* = 10 por grupo). Os resultados foram

analisado estatisticamente com ANOVA de uma via. *P < 0,01 em comparação com o grupo de controlo # P<0,05 em comparação com o grupo tratado.

em direção ao normal. A diferença dos dados apresentados na Tabela 2 entre o grupo de tratamento e o grupo normal mostra um valor estatisticamente significativo a P<0,01 ou P<0,05.

Duas outras enzimas hepatoprotectoras:

Catalase (CAT)

A catalase é uma enzima comum a quase todos os organismos vivos e é uma enzima essencial para proteger a célula dos danos oxidativos causados por espécies reactivas de oxigénio (ROS). A maior concentração de catalase ocorre no fígado dos mamíferos, embora a grande maioria dos organismos conhecidos utilize a catalase em todos os órgãos. A catalase é frequentemente utilizada pelas células para catalisar rapidamente a decomposição do peróxido de hidrogénio, que é um subproduto nocivo de muitos processos metabólicos normais, em oxigénio gasoso menos reativo e moléculas de água. O peróxido de hidrogénio deve ser rapidamente convertido noutra substância menos perigosa para evitar danos celulares.

Glutatião Peroxidase (GPx)

A glutationa peroxidase (GPx) é uma classe de enzimas antioxidantes com a capacidade de eliminar os radicais livres. Consecutivamente, ajuda a prevenir a peroxidação lipídica, mantendo a homeostase intracelular, bem como o equilíbrio redox. É uma enzima citosólica que catalisa a redução do peróxido de hidrogénio a água e oxigénio e também catalisa a redução dos radicais peróxidos a álcoois e oxigénio.

O estudo aqui apresentado dá a impressão de que tanto a catalase como a glutationa peroxidase têm um valor mais baixo nos ratos tratados com piroxicam do que nos ratos normais. (**Quadro - 2**). O presente estudo confirma ainda os níveis elevados de CAT e GPx ($P<0,05$) nos grupos tratados com AEH com piroxicam em relação ao grupo tratado com piroxicam correspondente.

Os resultados indicaram que o tratamento apenas com piroxicam provocou um aumento significativo ($P<0.01$) nas actividades das enzimas marcadoras séricas, nomeadamente a aspartato transaminase (AST), alanina transaminase (ALT) e fosfatase alcalina (ALP), com uma profunda peroxidação lipídica hepática, evidenciada por um aumento acentuado do nível de substâncias reactivas ao ácido tiobarbitúrico (TBARS), juntamente com uma diminuição distinta do teor de glutationa reduzida (GSH) e de várias enzimas antioxidantes, como a superóxido dismutase (SOD), a catalase (CAT) e a glutationa peroxidase (GSH-Px) no fígado. No entanto, o tratamento com

AEH durante o tratamento com piroxicam recuperou ou antagonizou parcialmente os efeitos induzidos pelo piroxicam para os valores normais dos controlos.

Vigilância histopatológica:

A secção do fígado dos ratos de controlo mostra uma arquitetura geral com pequenas unidades como lóbulos de forma hexagonal, com tríades portais na periferia e uma veia central no meio (Fig.13). Os hepatócitos estão unidos uns aos outros em placas de anatomia, com os bordos virados para os sinusóides.

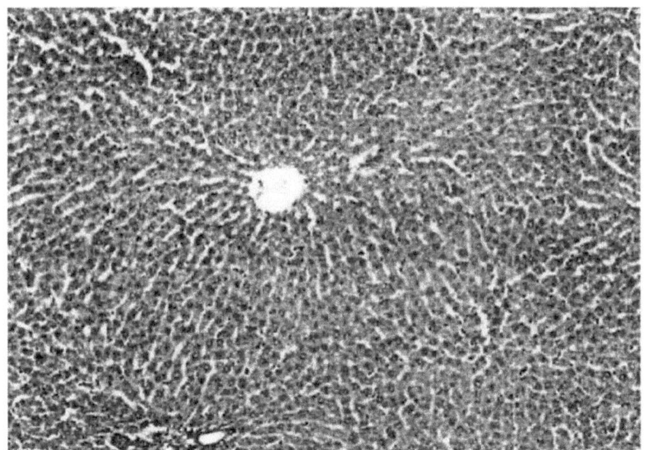

Fig.13. S.T. do fígado de ratinhos de controlo mostrando uma arquitetura histológica normal (H& E, 200 X).

Apenas no animal tratado com AEH, não se verificaram alterações significativas na arquitetura histológica na secção do fígado. Em comparação com o grupo de controlo (Fig. 13), foram detectadas as seguintes alterações histológicas importantes no fígado de ratinhos tratados com piroxicam.

Alterações da gordura:

Foram observadas alterações gordas dispersas ou degenerescência (Fig. 14) nos hepatócitos adjacentes à veia central, bem como em diferentes regiões dos lóbulos. Esta alteração é muito profunda nas secções do fígado do grupo de animais tratados com piroxicam.

Vacuolações:

As vacuolações hepatocíticas são muito proeminentes (Fig.15) nas secções do fígado dos ratinhos tratados com piroxicam numa determinada dose. Estas vacuolações não são observadas em ratinhos normais.

Diluições sinusoidais:

Foram observadas dilatações sinusoidais (Fig. 16) na maior parte da secção do fígado tratada com piroxicam. Vale a pena mencionar a caraterística proeminente como as dilatações da sinusoide.

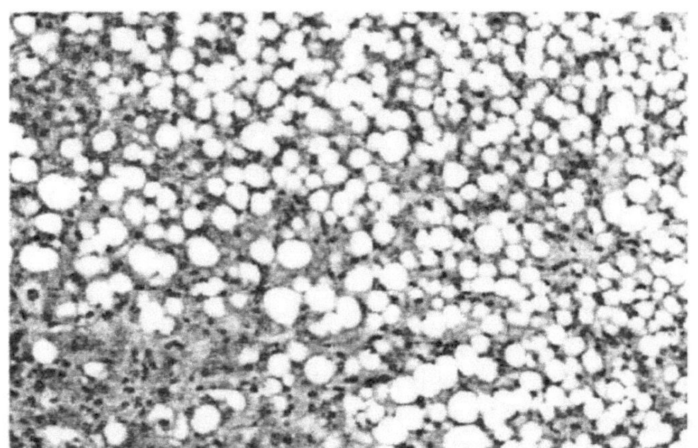

Fig.14 S.T. do fígado de ratinhos tratados com piroxicam mostrando alterações gordas (H& E, 200 X).

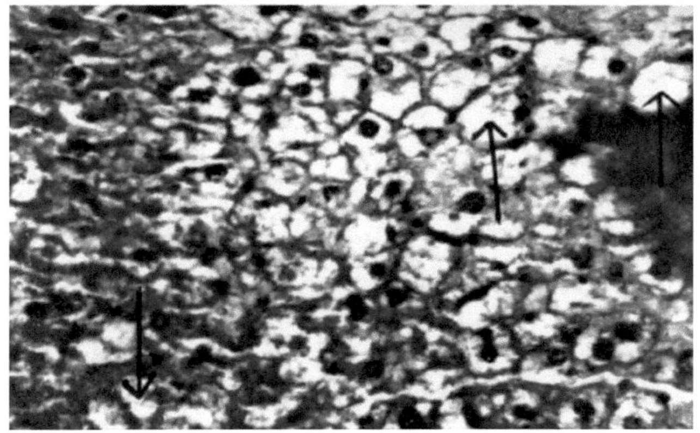

Fig.15. Vista ampliada da S.T. do fígado de ratinhos tratados com piroxicam mostrando vacuolações (seta sólida) nas células do cordão umbilical. (H& E400 X).

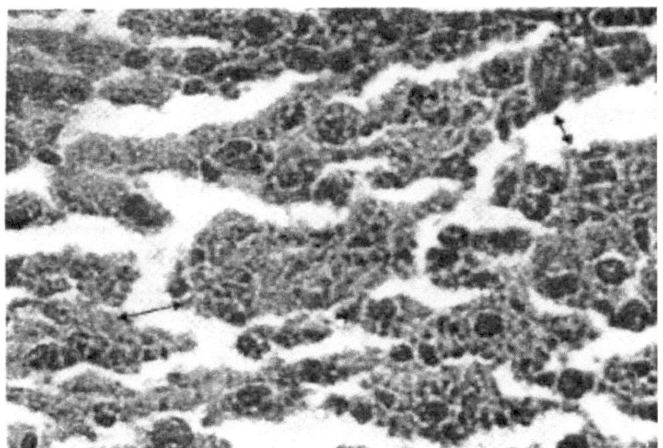

Fig.16.T.S. de fígado de ratinhos tratados com piroxicam mostrando dilatação sinusoidal (H& E, 200 X).

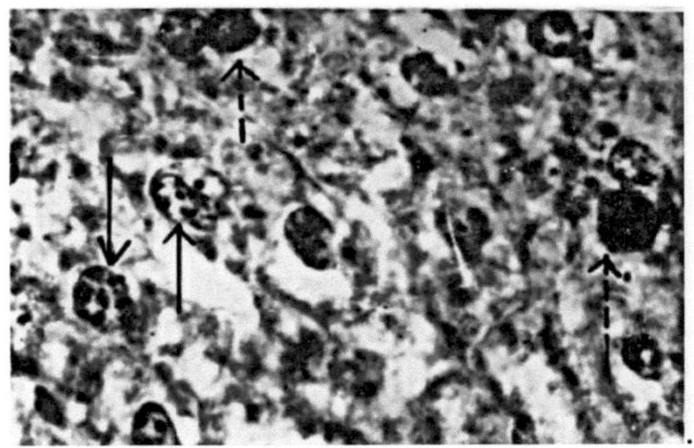

Fig.17 Vista ampliada da S.T. do fígado de ratinhos tratados com piroxicam mostrando núcleos picnóticos (seta sólida) e hipertróficos (seta quebrada). (H & E600 X).

Picnose nuclear:

Foram observados alguns hepatócitos com núcleos picnóticos (Fig.17) na secção do fígado de ratinhos tratados.

Núcleo hipertrofiado:

Em muitas regiões da secção do fígado de ratinhos tratados, os núcleos hepatocíticos estavam hipertrofiados (Fig. 17) e pareciam abaulados. Este é um carácter peculiar a ser observado nas secções.

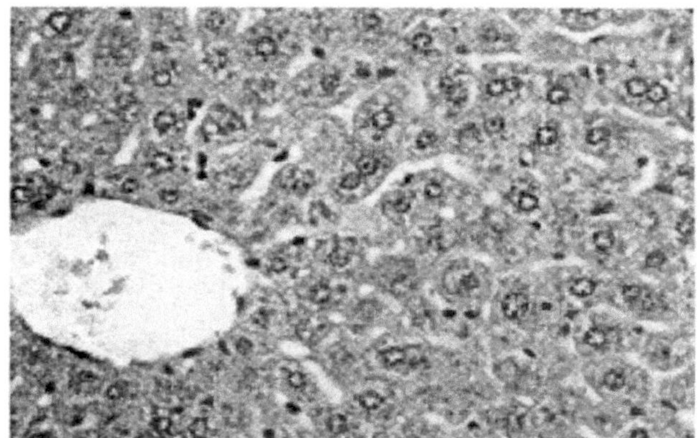

Fig.18. S.T. do fígado mostrando a disposição normal das células do cordão umbilical em ratinhos administrados com piroxicam e AEHco (H& E, 400 X).

Todas as anomalias foram revertidas com a administração do AEH em simultâneo com o medicamento, o que ajuda a manter a arquitetura normal do fígado, exceto algumas irregularidades ligeiras (Fig.18).

Capítulo 7

Justificação

Todos os dias, o nosso corpo está constantemente a lutar contra as ameaças tóxicas que ocorrem no seu interior. É o fígado que ajuda a ganhar a batalha. Ainda assim, muitas pessoas estão a negociar a saúde do fígado com uma dieta e um estilo de vida pobres. A coisa mais benéfica que qualquer pessoa pode fazer pela sua saúde é apoiar a saúde do fígado, reduzindo a toxicidade do corpo e apoiando a saúde imunitária.

O oxigénio é crucial para a vida; no entanto, quando utilizamos o oxigénio, o nosso corpo produz constantemente radicais livres. Estes radicais livres são moléculas ou átomos quimicamente instáveis e, no corpo, também tornam outras moléculas ou átomos muito instáveis, causando danos nas proteínas, na membrana celular e até na estrutura do ADN. Como resultado, ocorrem danos permanentes nas células e nos tecidos e, consequentemente, uma infeção e um sistema imunitário deprimido. Os processos de envelhecimento estão também relacionados com a atividade dos radicais livres. Os danos celulares causados pelos radicais livres parecem ser um dos principais factores que contribuem para o envelhecimento e para várias doenças.

É um facto bem estabelecido que o stress oxidativo se desenvolve devido à introdução de xenobióticos que causam danos às células através da peroxidação lipídica mediada pelo stress oxidativo. Normalmente, vários compostos valiosos conhecidos como antioxidantes controlam naturalmente a formação de radicais livres. Quando existe uma deficiência destes antioxidantes, os danos causados pelos radicais livres podem tornar-se crescentes e insuportáveis. Os antioxidantes são capazes de estabilizar, ou neutralizar, os radicais livres antes de estes atacarem as células. A utilização de vários tratamentos dietéticos com antioxidantes para acabar ou reduzir os ataques dos radicais livres, que estão envolvidos em várias doenças, é também uma parte importante do mecanismo antioxidante. Os antioxidantes podem atuar como eliminadores de radicais livres, agentes redutores e activadores do sistema de enzimas de defesa antioxidante para suprimir os danos causados pelos radicais no sistema biológico.

Para além da dieta, o corpo também possui vários mecanismos antioxidantes que podem proteger-se dos danos mediados pelas espécies reactivas de oxigénio (ROS). As enzimas antioxidantes - glutationa peroxidase, catalase e superóxido dismutase (SOD) são essas enzimas. Para a sua atividade, necessitam de cofactores de micronutrientes como o selénio, o ferro, o cobre, o zinco e o manganésio. Sugere-se também que a deficiência destes minerais vestigiais pode também levar a uma baixa atividade antioxidante.

O piroxicam é o fármaco mais utilizado no estudo experimental que causa hepatotoxicidade. A degradação peroxidativa da membrana lipídica é uma das principais causas de hepatotoxicidade. Estudos revelaram que o mecanismo de hepatotoxicidade do piroxicam está relacionado tanto com a diminuição da síntese de adenosina trifosfato (ATP) pelas mitocôndrias como com a produção de metabolitos activos, nomeadamente o 5-hidroxipiroxicam, A indução da transição da permeabilidade da membrana mitocondrial (MPT) também demonstrou ser importante na lesão hepática induzida por AINE, resultando na geração de espécies reactivas de oxigénio, no inchaço mitocondrial e na oxidação do fosfato de nicotinamida adenina dinucleótido (NADP) e dos tióis das proteínas. Eventos semelhantes podem também ocorrer no presente caso. O presente estudo mostra que os níveis de enzimas marcadoras séricas, por exemplo, AST, ALT e ALP em ratinhos experimentais do Grupo C, se tornam elevados, o que pode ser devido à lesão hepática causada pela geração de radicais livres induzida pelo fármaco. Os valores elevados de aspartato aminotransferase (AST) são observados em doenças hepáticas parenquimatosas caracterizadas por uma destruição dos hepatócitos. Os valores de elevação são 10 vezes superiores ao valor normal e podem atingir 100 vezes o limite superior de referência, embora as elevações de 20 a 50 vezes sejam as mais frequentes. A alanina aminotransferase (ALT) é carateristicamente tão elevada ou mais elevada do que a AST, e a relação ALT: AST, que normalmente e noutras condições é inferior a 1, torna-se superior à unidade na hepatite infecciosa e noutras condições inflamatórias que afectam o fígado. Pode acontecer que não apareçam sinais ou sintomas clínicos, mas que os níveis de AST estejam elevados. Em doentes com cancro do fígado, verifica-se uma elevação de cinco a 10 vezes da AST e da ALT e a AST permanece geralmente mais elevada do que a ALT. Os valores elevados de AST também podem ser observados noutras doenças, como o coração, os rins e o músculo esquelético. Existe uma incidência de um nível elevado de enzimas hepáticas em doentes que tomam regularmente AINE diclofenac. Até pode haver um caso de lesão hepática que esteja associado ao aumento relativo da alanina aminotransferase (ALT) e da fosfatase alcalina (ALP), conforme documentado por Hussaini e Farrington [12] e que também confirma os resultados do presente estudo. A necrose das células hepáticas, confirmada através de exame histopatológico no presente estudo, é um fator pertinente para esta elevação do valor da AST. O valor significativamente elevado de ALT também no presente estudo indica inflamação e necrose hepáticas. A administração de AEH no Grupo D reduziu significativamente estes níveis de enzimas hepáticas.

Atualmente, a peroxidação lipídica é considerada como o principal mecanismo molecular envolvido no dano oxidativo das estruturas celulares e no processo de toxicidade que conduz à morte celular.
As enzimas antioxidantes que são produzidas no nosso corpo são proteínas complexas que frequentemente incorporam selénio ou zinco como um mineral nas suas estruturas intrincadas. Estas enzimas antioxidantes fornecem a

defesa mais potente do corpo contra os radicais livres e as reacções inflamatórias que se seguem. Incluem a glutationa peroxidase, a catalase e talvez o mais importante antioxidante gerado internamente: a superóxido dismutase (SOD). A presente experiência também mostra os níveis elevados de peroxidação lipídica em animais tratados com piroxicam (Grupo C). O aumento dos níveis de TBARS no fígado sugere o aumento da peroxidação lipídica, gerando radicais livres que são prejudiciais para a membrana celular. O aumento da peroxidação lipídica prejudica consideravelmente a função da membrana, diminuindo a sua fluidez e alterando as actividades das enzimas ligadas à membrana, o que conduz ao stress oxidativo. Este fenómeno também sugere a falha do mecanismo de defesa antioxidante até certo ponto. O tratamento com AEH (Grupo D) previne significativamente estas alterações, suprimindo o nível de peroxidação lipídica. Isto pode dever-se às propriedades de eliminação de radicais livres do AEH. Uma vez que o AEH nos animais do Grupo D aumentou significativamente os conteúdos de SOD, CAT, GSH e GSH-Px do fígado, também pode ser importante na prevenção da hepatotoxicidade causada pelo fármaco. A droga diminuiu o nível de antioxidantes no Grupo C, enquanto o grupo tratado com AEH (Grupo B) é quase semelhante ao grupo normal (Grupo A).

As espécies reactivas de oxigénio e azoto são geradas a taxas mais elevadas do que o normal, em situações patológicas e, como consequência, a peroxidação lipídica ocorre com a deficiência de α-tocoferol. Além disso, contendo elevadas concentrações de ácidos gordos polinsaturados e metais de transição, as membranas biológicas das células e dos organelos estão constantemente sujeitas a vários tipos de danos. A toxicidade destas espécies reactivas nos sistemas biológicos e o mecanismo dos danos biológicos podem ser explicados pelas fases sequenciais do stress oxidativo reversível e dos danos oxidativos irreversíveis. O stress oxidativo é entendido como uma situação de desequilíbrio com um aumento dos oxidantes ou uma diminuição dos antioxidantes. O conceito implica o reconhecimento da produção fisiológica de oxidantes (radicais livres oxidantes e espécies relacionadas) e a existência de defesas antioxidantes activas. O conceito de desequilíbrio reconhece a eficácia fisiológica das defesas antioxidantes na manutenção do stress oxidativo e dos danos celulares a um nível mínimo em condições fisiológicas.

A glutationa é chamada de "Master Antioxidants" do corpo porque os benefícios antioxidantes da glutationa são incríveis. Está disponível em todas as células e limpa o nosso corpo de toxinas, radicais livres e metais pesados que representam uma ameaça para a nossa saúde e bem-estar. Actua como um íman; recolhe todas estas substâncias nocivas e força-as a sair do corpo. Na sua forma ativa ou reduzida, a GSH actua como um poderoso antioxidante, uma vez gasta ou oxidada, inicia o processo de reciclagem. A eficiência deste processo de reciclagem determina o rácio entre GSH reduzida e oxidada no organismo. Quanto mais glutatião reduzido no nosso sistema, melhor, é uma indicação de baixos níveis de toxicidade celular e de uma forte função imunitária. Não há como negar o facto de que a glutationa se encontra nas suas concentrações mais elevadas no fígado; o órgão desintoxicante mais importante do corpo e está fortemente envolvido na desintoxicação do nosso corpo. Quando os níveis de GSH são elevados, a carga de trabalho colocada no fígado é reduzida e este tem a oportunidade de se reparar a si próprio, uma vez que o glutatião está intimamente ligado à saúde do fígado e à sua função, ajudando assim o fígado a evitar a inflamação e a consequente cirrose hepática. Para o sistema de defesa antioxidante celular, o glutatião reduzido (GSH) pode ser considerado como um dos agentes mais importantes, protegendo assim a célula contra os danos causados pela exposição a agentes oxidantes. Durante o metabolismo celular, formam-se continuamente espécies reactivas de oxigénio (ROS) que são normalmente evitadas ou eliminadas por uma série de antioxidantes.

A SOD e a CAT podem desempenhar um papel importante na desintoxicação do anião superóxido e do peróxido de hidrogénio, respetivamente, protegendo assim os danos induzidos pelas ROS. A GSH, em conjunto com a GSH-Px, ajuda a proteger contra os radicais livres e os compostos tóxicos. O aumento do nível das actividades das enzimas antioxidantes hepáticas nos ratos tratados com piroxicam e AEH pode dever-se à presença de compostos químicos, nomeadamente flavonóides, no AEH, que podem ter um papel positivo na redução do stress oxidativo através da indução de enzimas antioxidantes celulares. A catalase está constantemente a lutar contra o efeito dos radicais livres no organismo. Transforma os radicais superóxidos nocivos em peróxido de hidrogénio, que mais tarde se decompõe em água e oxigénio.

O fígado utiliza enzimas especializadas para o ajudar a decompor substâncias tóxicas e torná-las mais seguras para o organismo processar. Mas uma enzima, tal como as reacções químicas que modifica, necessita de determinadas condições para fazer o seu trabalho. Assim, alguns ambientes podem tornar uma enzima hepática eficaz, enquanto outros podem impedir o seu funcionamento.

Estudos histopatológicos mostraram que o medicamento induz degeneração gordurosa e necrose no tecido hepático. O tratamento de AEH mostra a reversibilidade da condição original no tecido hepático, indicando assim a proteção contra a toxicidade hepática induzida pelo fármaco. São necessários mais estudos para investigar e isolar os ingredientes activos para um possível mecanismo de ação do extrato no controlo da toxicidade. Isto também contribuirá para a nossa compreensão do papel do *Hibiscus rosa-sinensis* na melhoria da carcinogénese devida à utilização prolongada de produtos químicos/drogas.

Bibliografia

1. http://hepatata.free.fr/dossiers/FOIE%20biochimie.htm

2. Michalopoulos , G.K.(2007) Liver regeneration, *Journal of Cellular Physiology*, (doi: 10.1002/jcp.21172, publicado online em novembro de 2007).

3. Chalasani N, Bonkovsky H L, Fontana R, Lee W, Stolz A, Talwalkar J, Reddy KR, Watkins PB, Navarro V, Barnhart H, Gu J, Serrano J (2015) United States drug induced liver injury network. *Gastroenterologia*,148(7):1340

4. Srinivasan K., Muruganathan S., Lal J., Chandra S., Tandan S.K. e Prakash V.R. (2001). Avaliação da atividade anti-inflamatória das folhas de *Pongamia pinnata* em ratos. *J Ethanopharmacol* 78: 151-157

5. Reitman S. e Frankel S.A. (1957) Método colotrimétrico para a determinação da transaminase glutâmico-oxaloacética e glutâmico-piruvato. *Am J Clin Pathol* 8:56-63

6. Kind P.R.N. e Kings E. 1954 Estimativa da fosfatase plasmática através da determinação do fenol hidrolisado com antipirina. *J Clin pathol* 7: 322-330

7. Neihaus W.G. and Samuelsson B (1968) Formation of malondialdehyde from phospholipids arachidonate during mitochondrial lipid peroxidation. *Eur J Biochem* 6: 126-130

8. Eillman G. L . (1959) Tissue sulphaydryl group. *Ach Biochem.Biophys* 82: 70-72

9. Kakkar P, Dass B e Visvanathan P.N. (1984) A modified spectrophotometric assay of superoxide dismutase. *Ind J Biochem* 197:588-590.

10. Sinha K.A. (1972) Colorimetric assay of catalase. *Anal Biochem*. 47: 389-394

11. Rotruck J.T., Pope A.L., Ganther H., Awanson A.B., Hafeman D.G. e Hoeckstra W.G. (1973) Selenium biochemical role as a component of glutathione peroxidase. *Ciência* 179: 588-590

12. Hussaini S.H. e Farrington E. A. (2014) Idiosyncratic drug-induced liver

injury: an update on the 2007 overview. *Expert Opin Drug Saf.* (1):67- 81

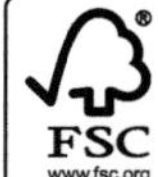

MIX
Papier aus verantwortungsvollen Quellen
Paper from responsible sources
FSC® C105338

Printed by Books on Demand GmbH, Norderstedt / Germany